悦纳丛书

All Dogs Have ADHD

汪星人都有多动症

[澳] 凯茜·霍佩曼（Kathy Hoopmann）/著

王漪虹 /译

華夏出版社
HUAXIA PUBLISHING HOUSE

献给懂我的珍妮特·埃比（Janet Eiby）

前言

有注意力缺陷多动谱系障碍（ADHD spectrum）的孩子可能在以下三个方面存在问题：

• 可能很难保持注意力集中。

• 可能过度活跃。

• 可能冲动、任性。

当然，每个人可能都会有难以集中注意力的时候，偶尔也会过度活跃或是冲动、任性。ADHD这一专业术语仅用于频繁出现上述特征并影响其生活的人。

请注意，并不是每一名ADHD儿童都具有本书中描述的所有特点。有一些人可能外向、开朗，另一些人可能会内向、害羞。但是所有ADHD儿童都需要爱和理解。他们需要专业人士的帮助，可能是药物，也可能是行为管理。

最重要的是，ADHD儿童需要他人的信任，需要他人帮他们建立自尊。无论人生的旅途通往何方，都能有与他们风雨同行的人。

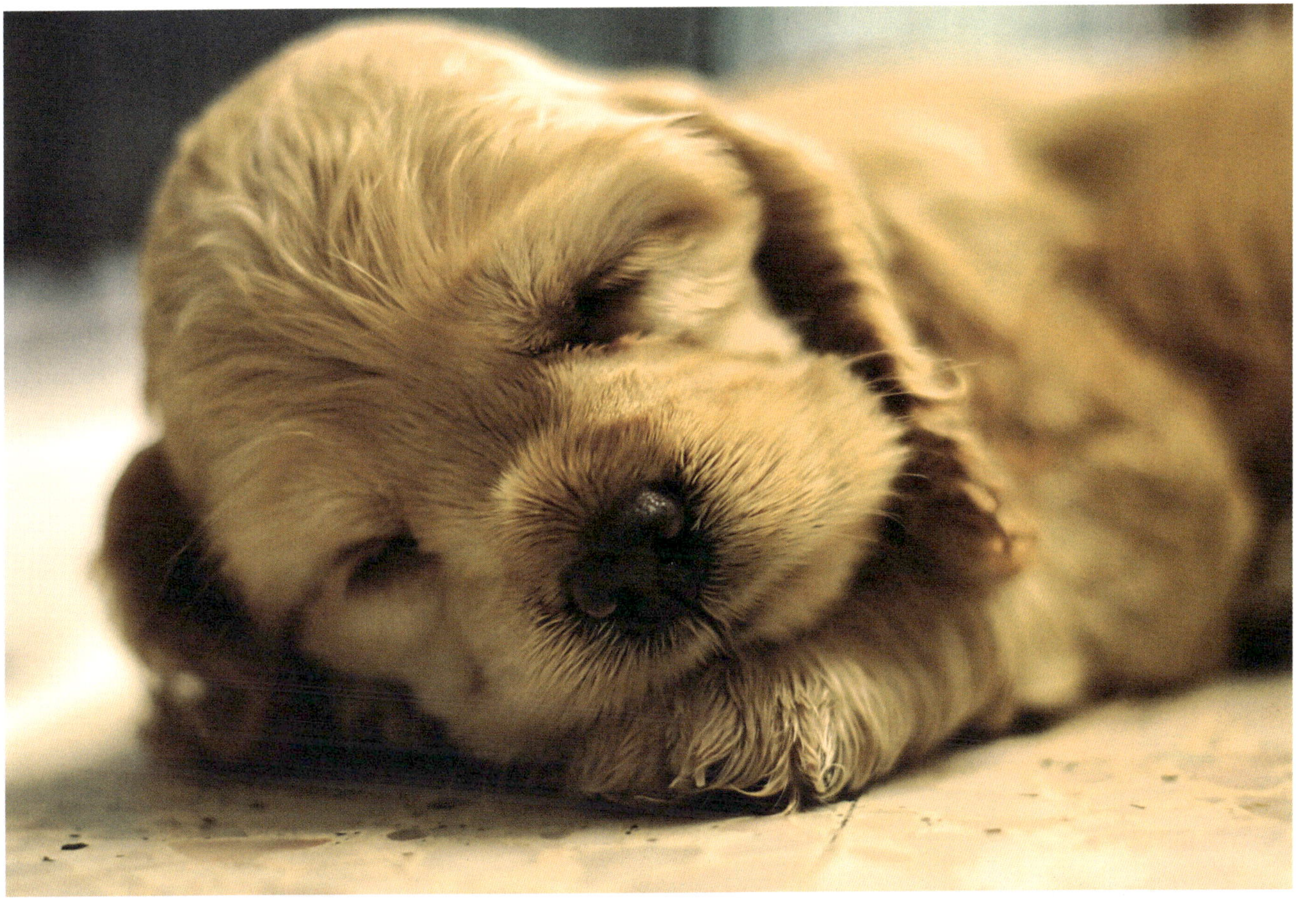

孩子出生不久就能发现是否有注意力缺陷多动障碍。

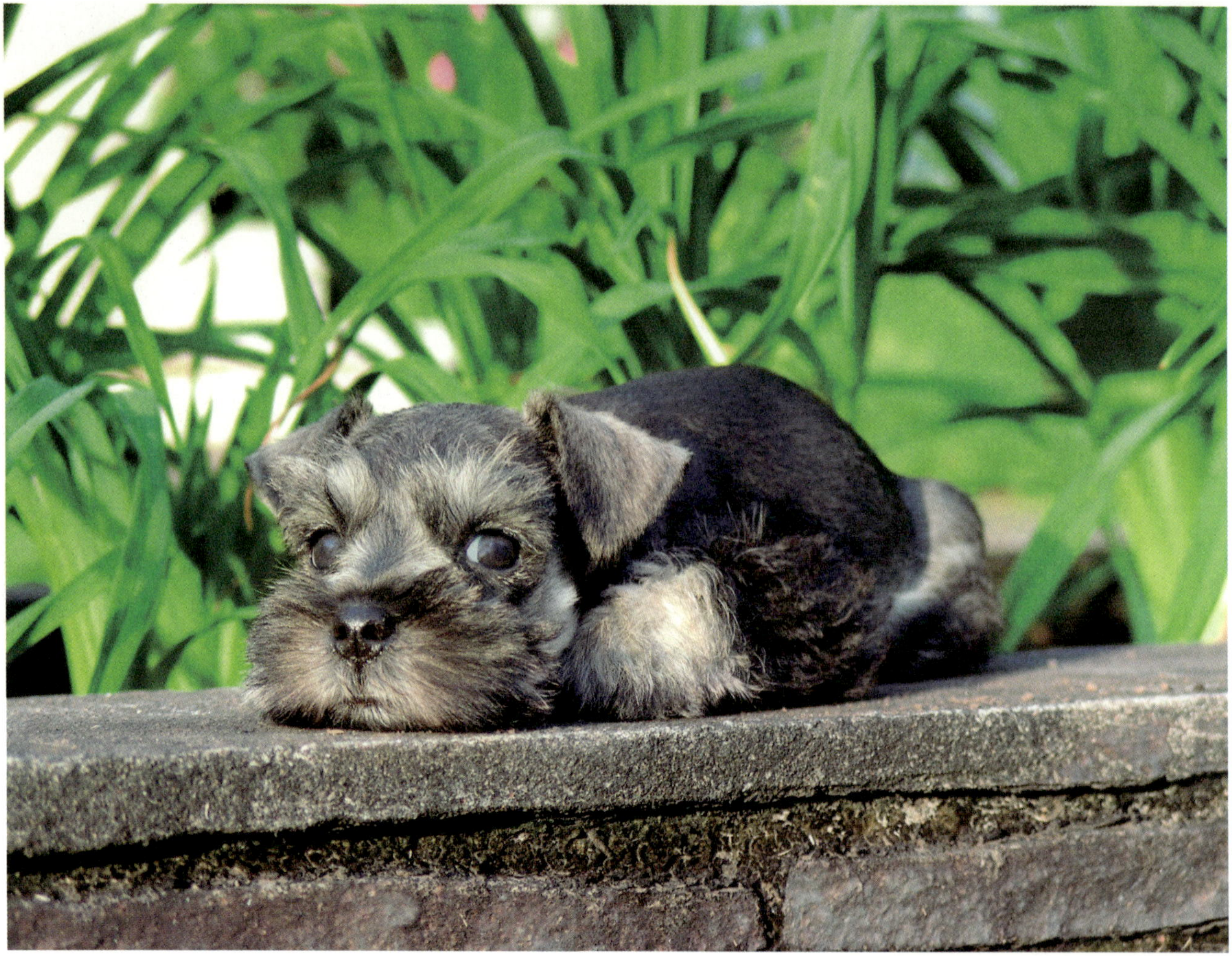

ADHD小孩的睡眠时长可能并不如父母意。

他的第一步哪里是迈步……

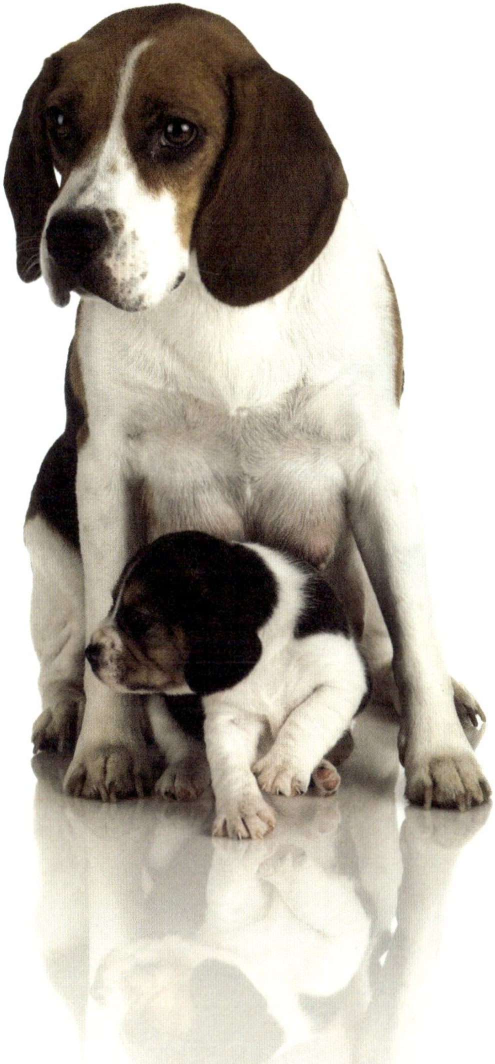

他可是在试图逃跑，

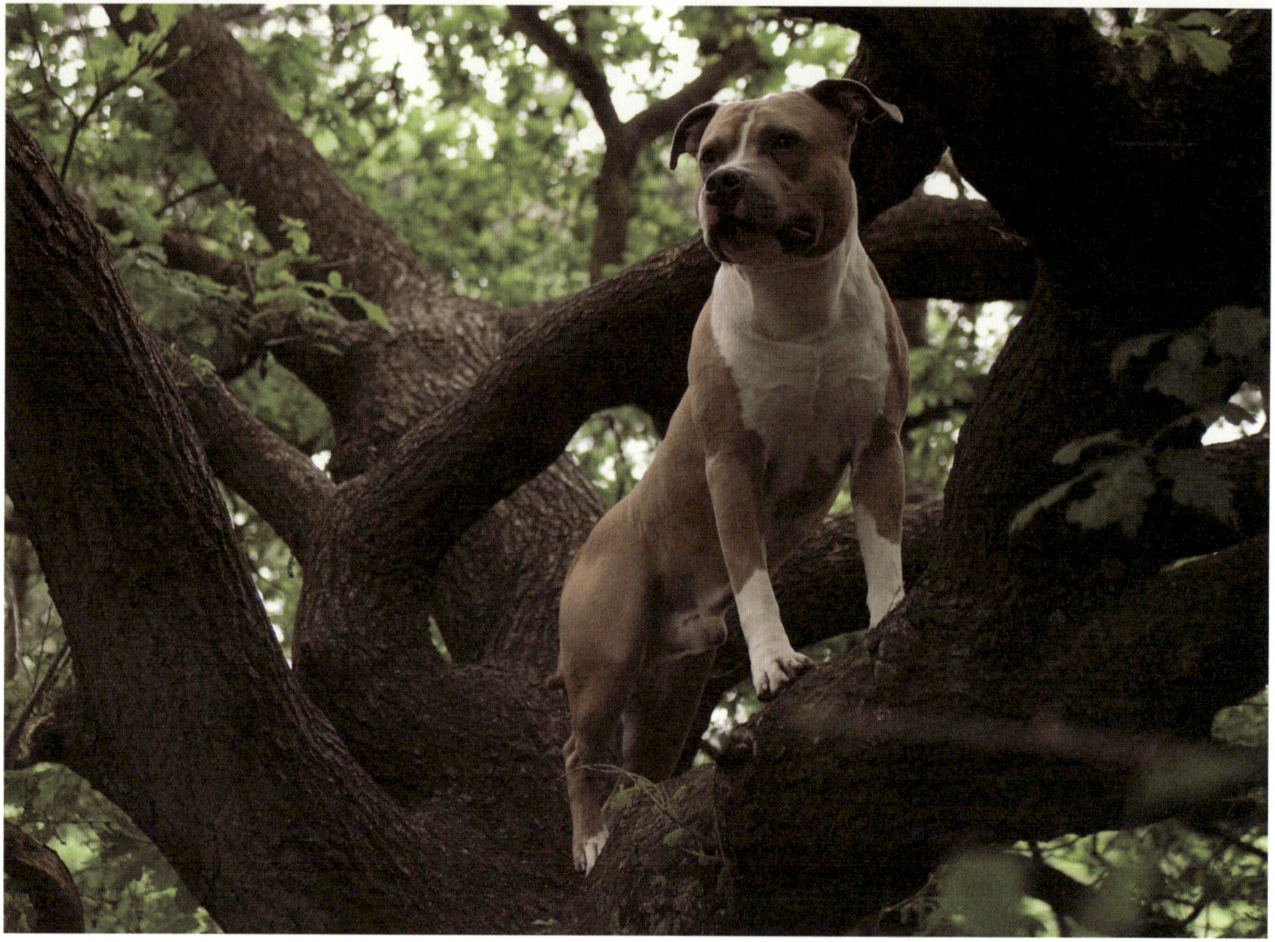

因为世界就是用来探索的。

他知道他要什么，而且他**现在**就要。

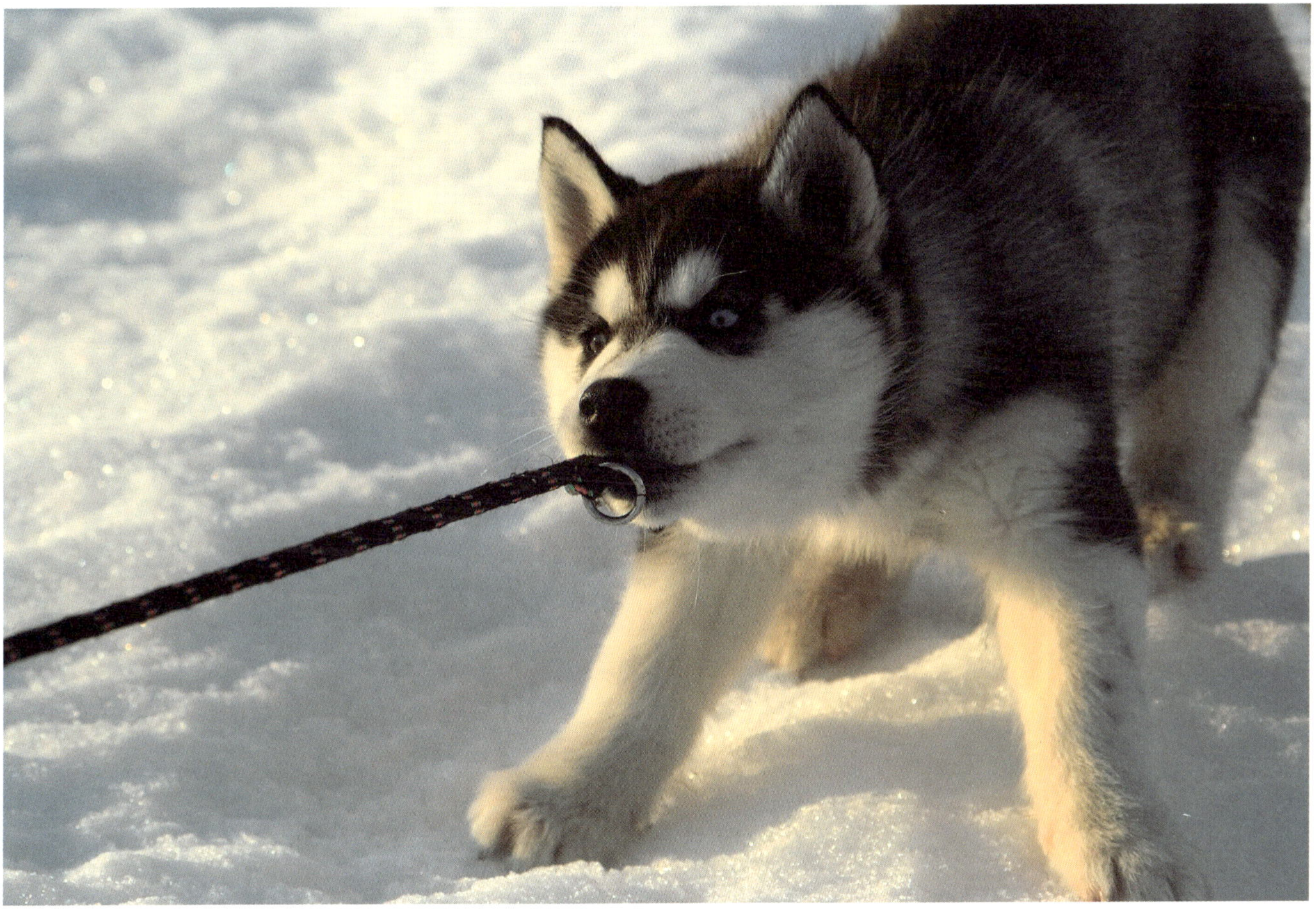

当机会到来时，他会放手一搏，

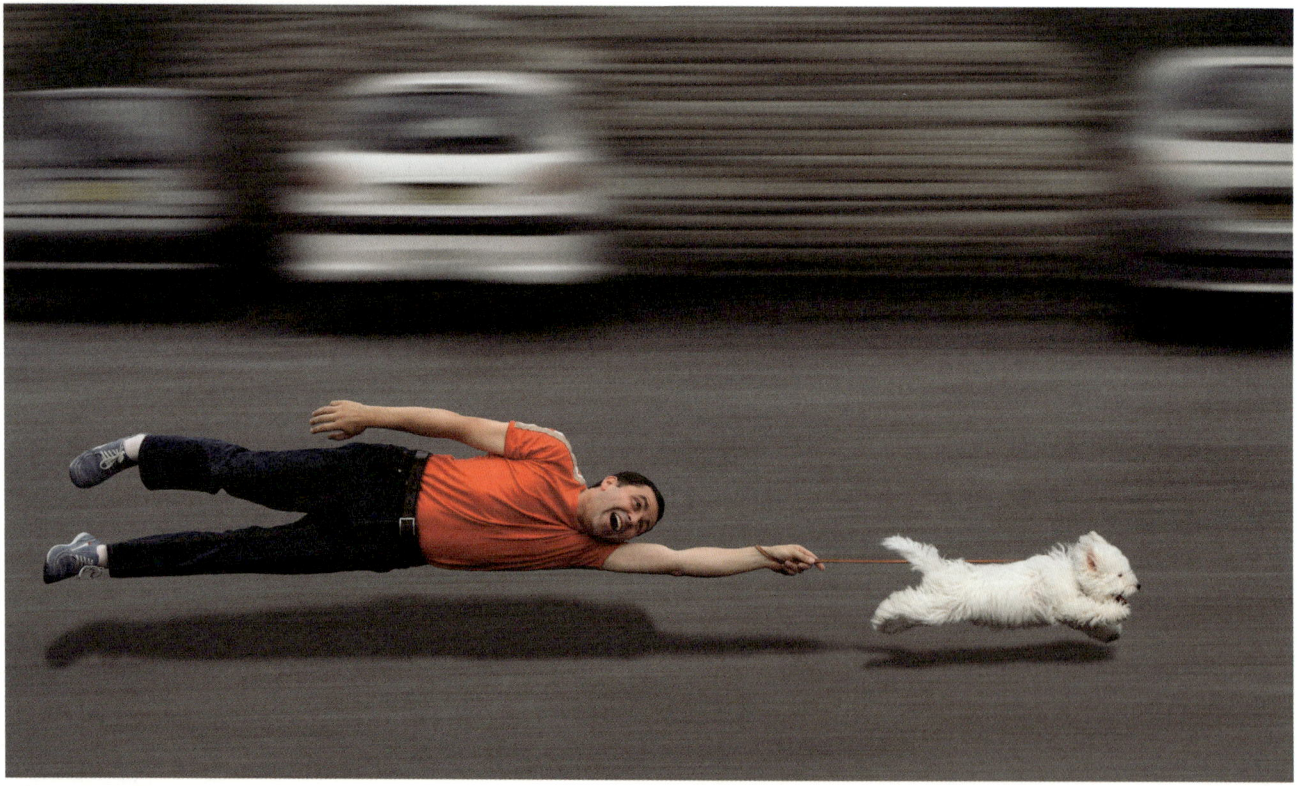

而且他会一头扎进去，

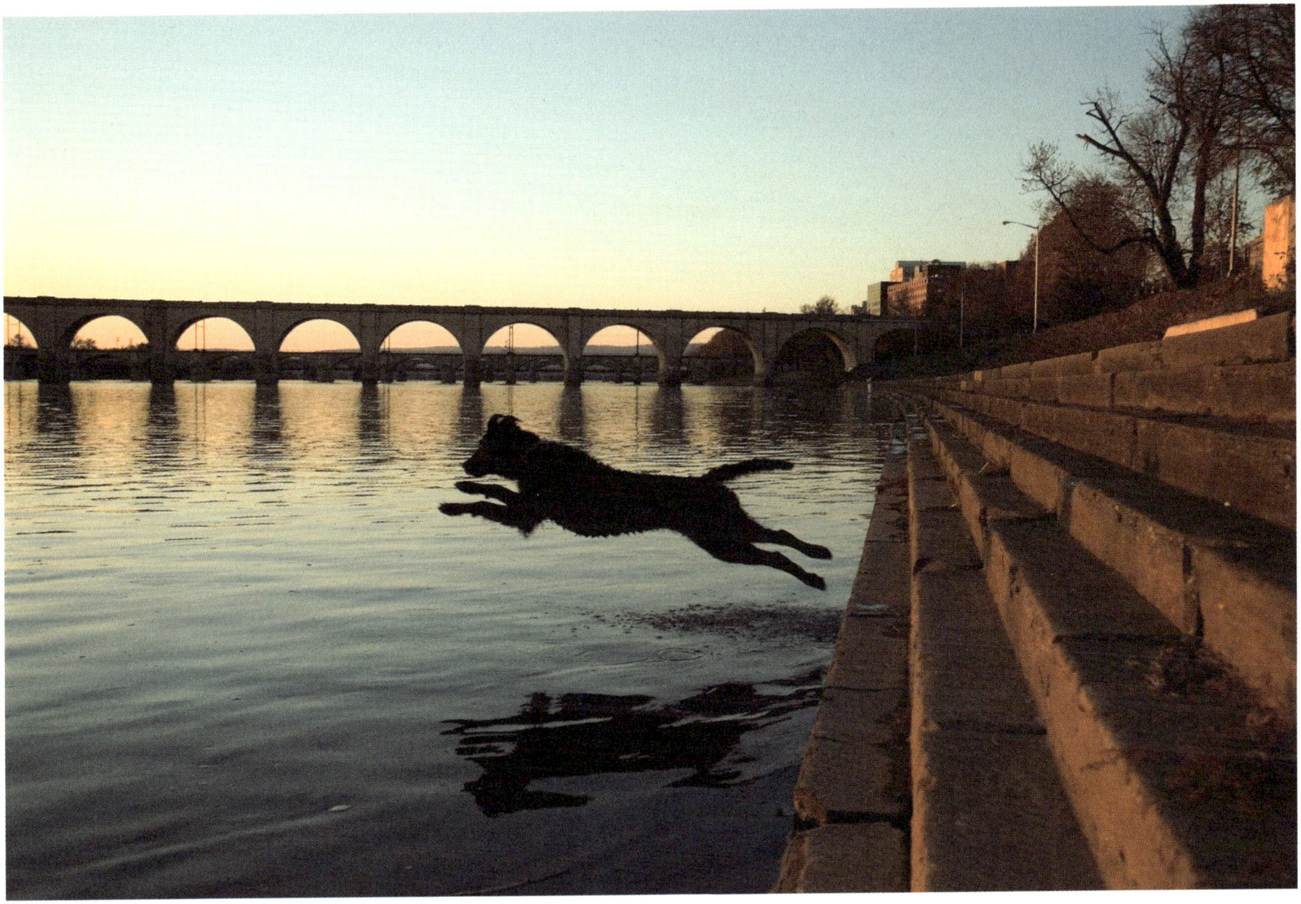

完全不考虑会有什么后果。

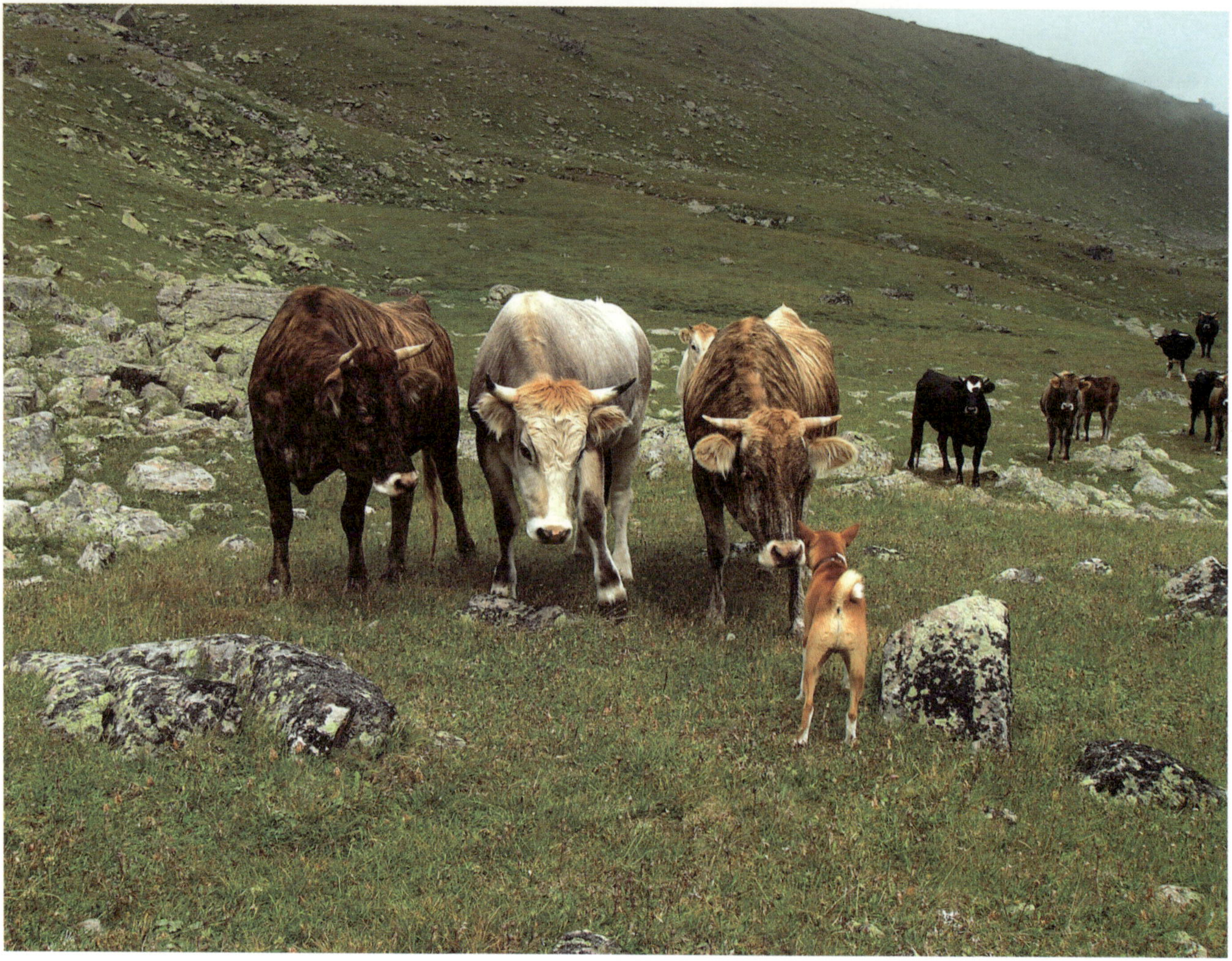

ADHD小孩可能真的是天不怕地不怕，

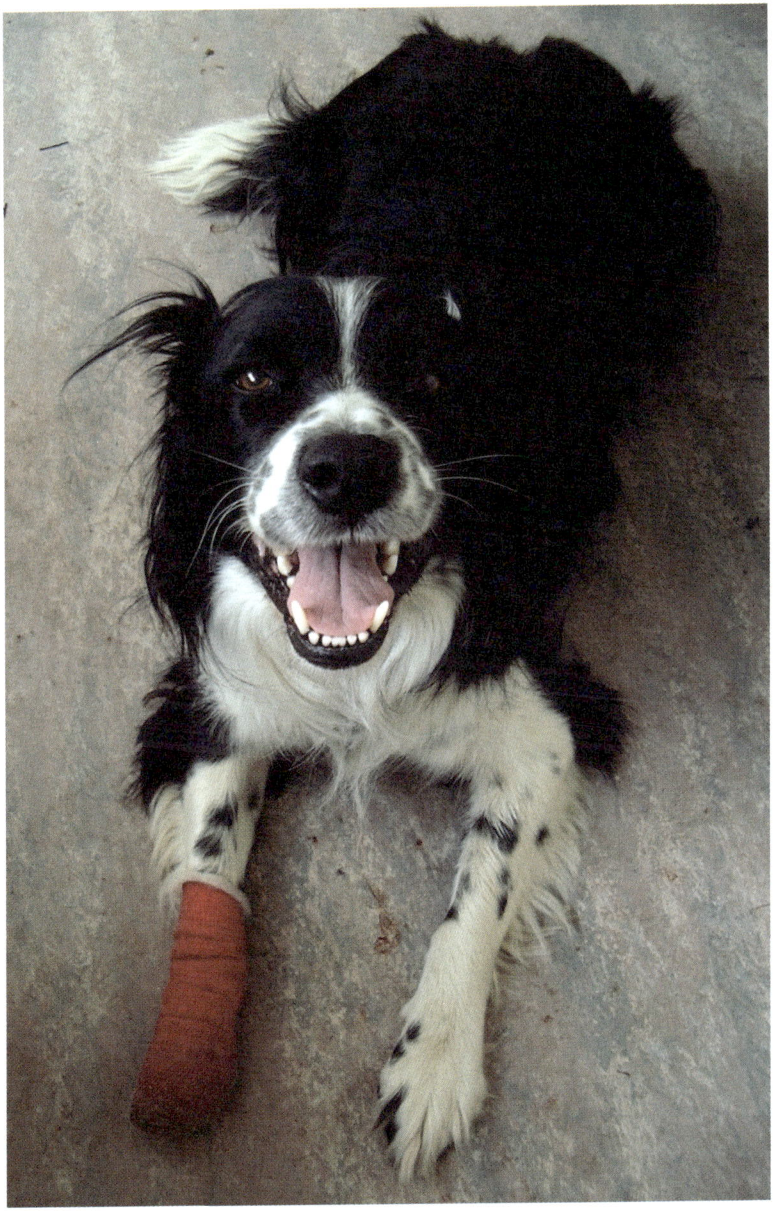

可不幸的是，
他的身体并不能刀枪不入。

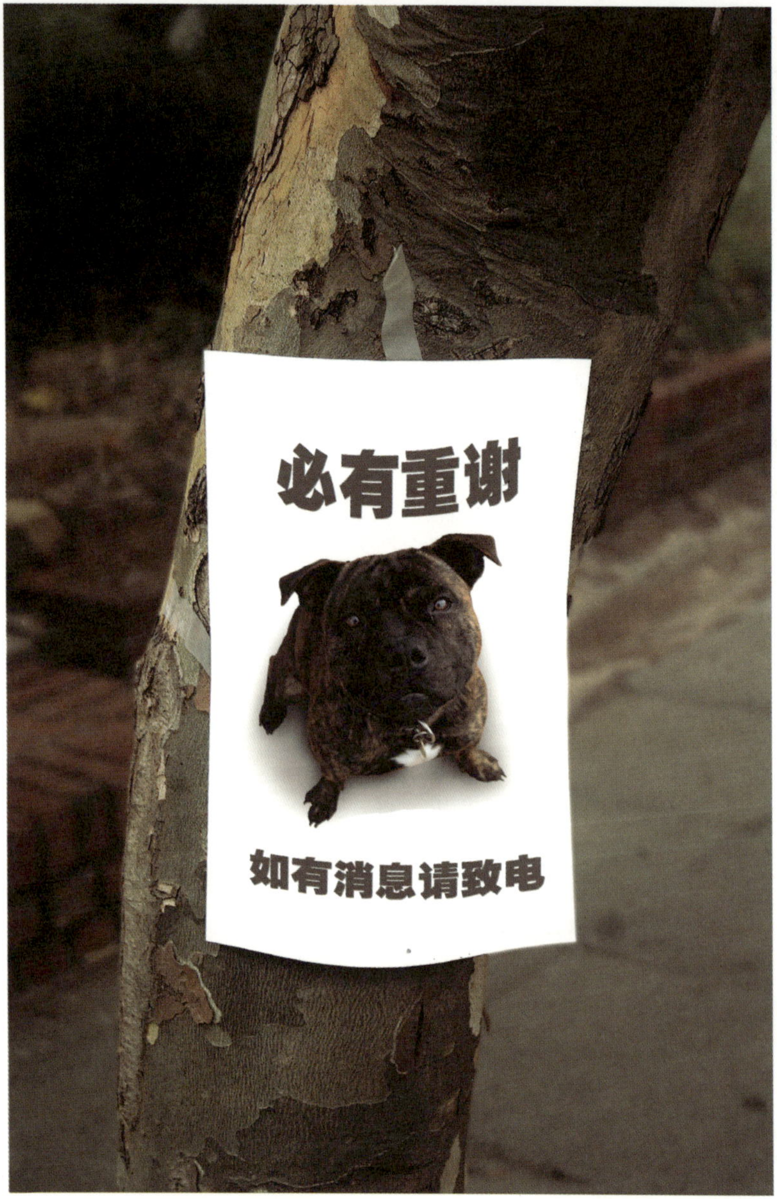

他很容易就迷路，

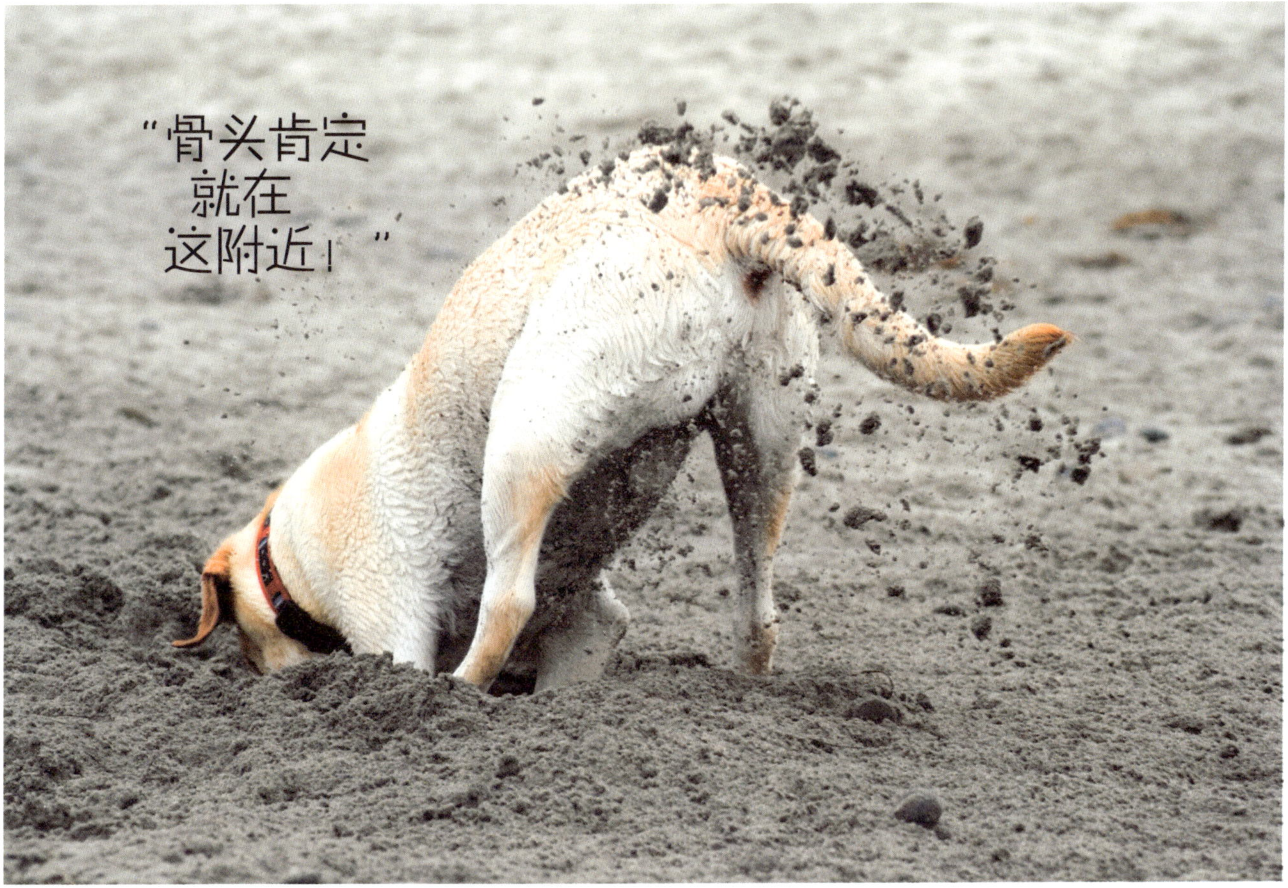

还总是丢三落四，

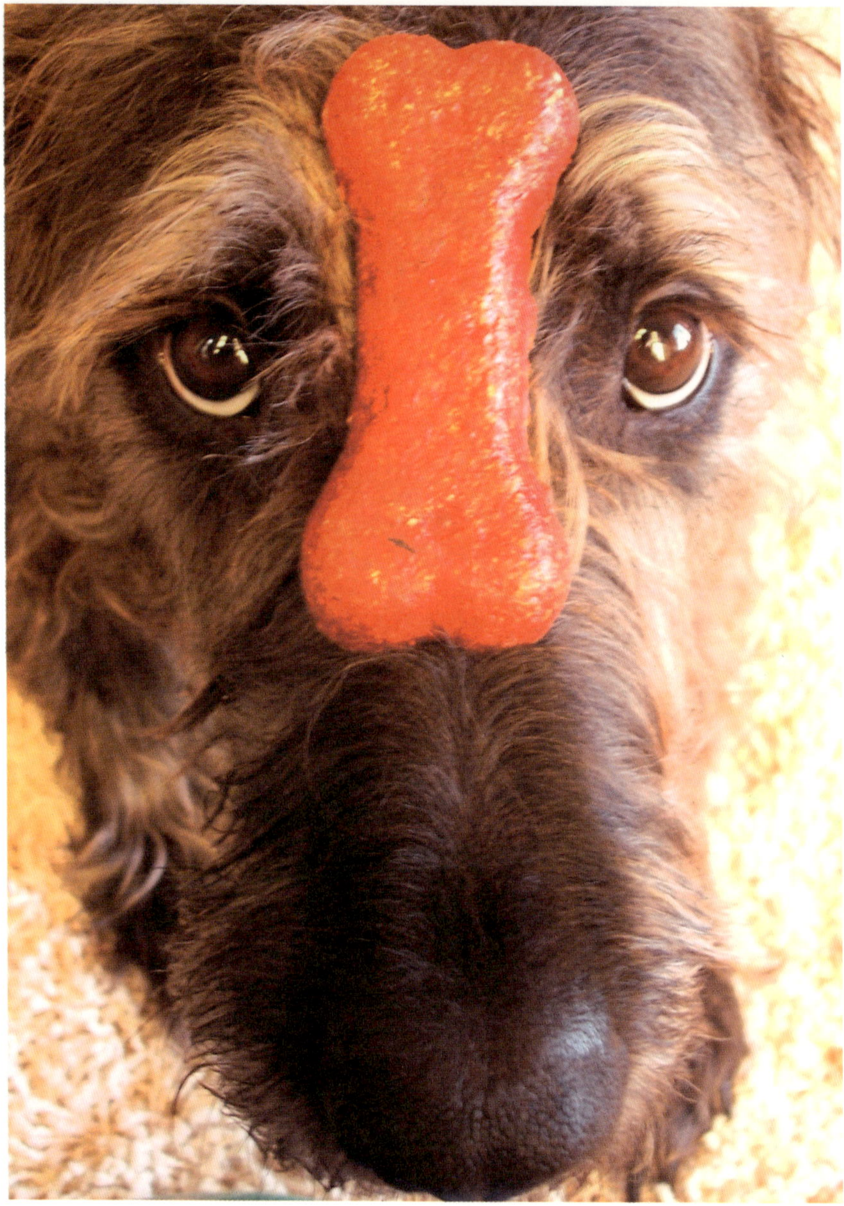

而他要找的东西
常常就在眼前。

在玩耍时，他可能并不知道该怎么轮流，也不知道要怎么分享，

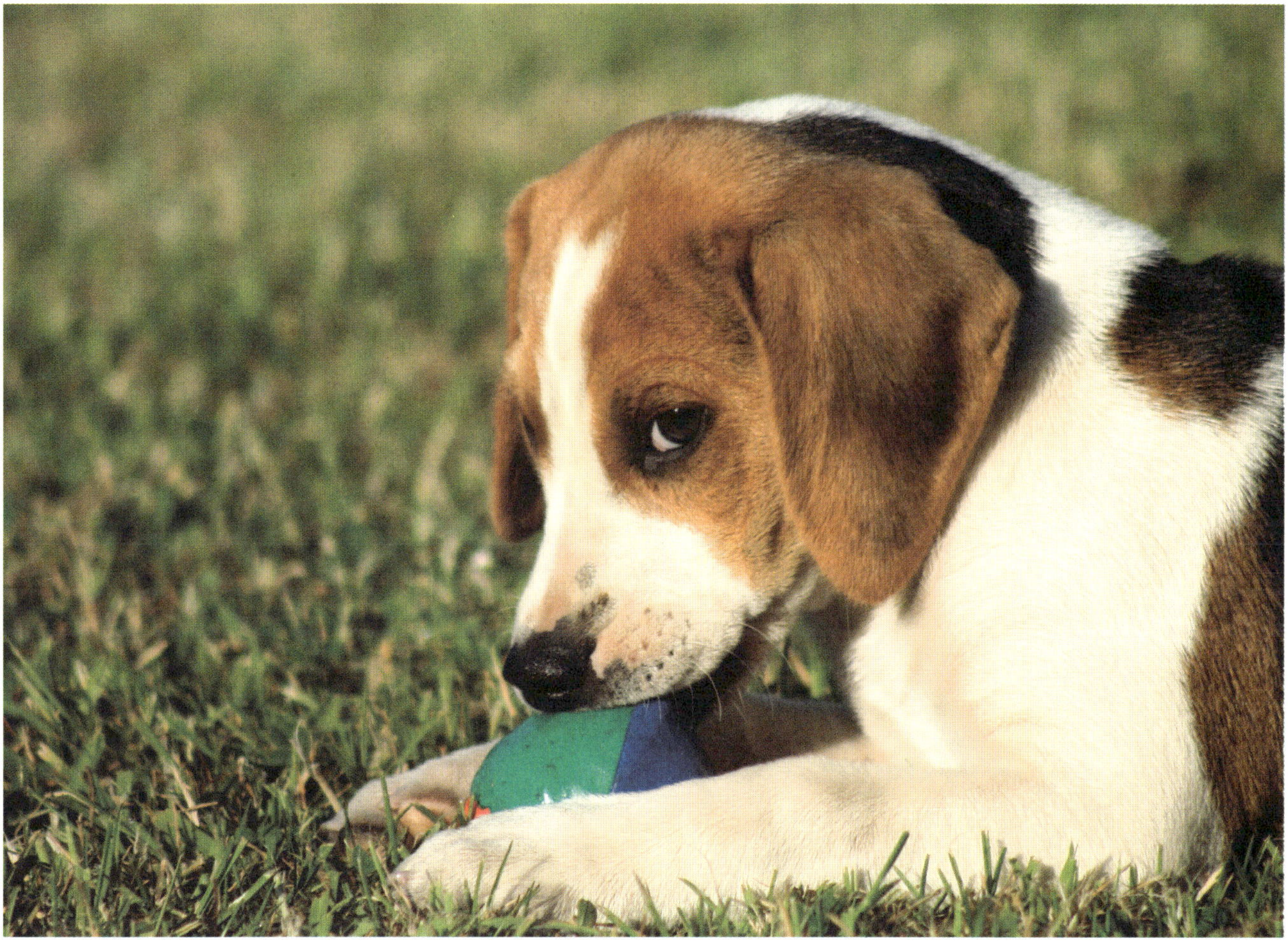

他可能会有些粗鲁，但他并不是有意的。

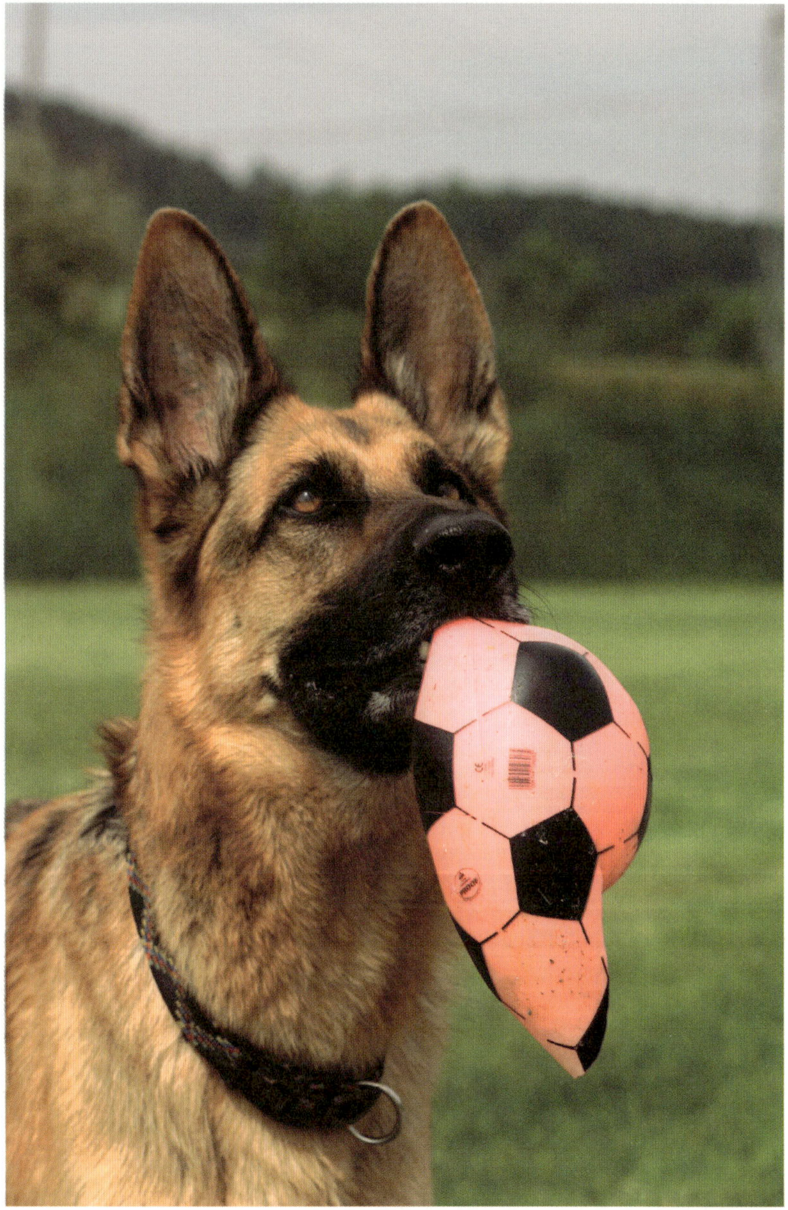

其他孩子可能不会邀请他一起玩，

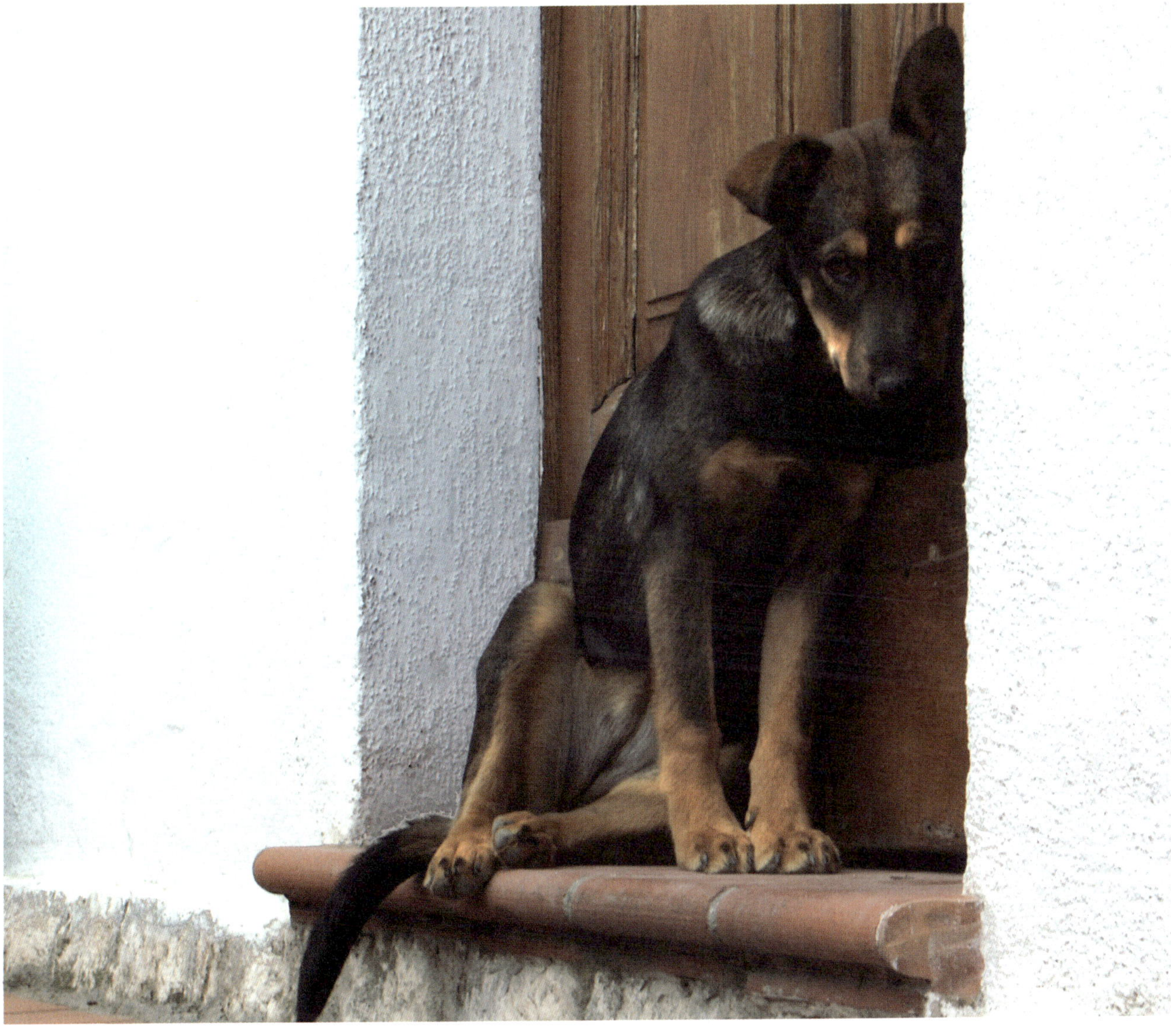

这很可惜，因为他很有爱心，

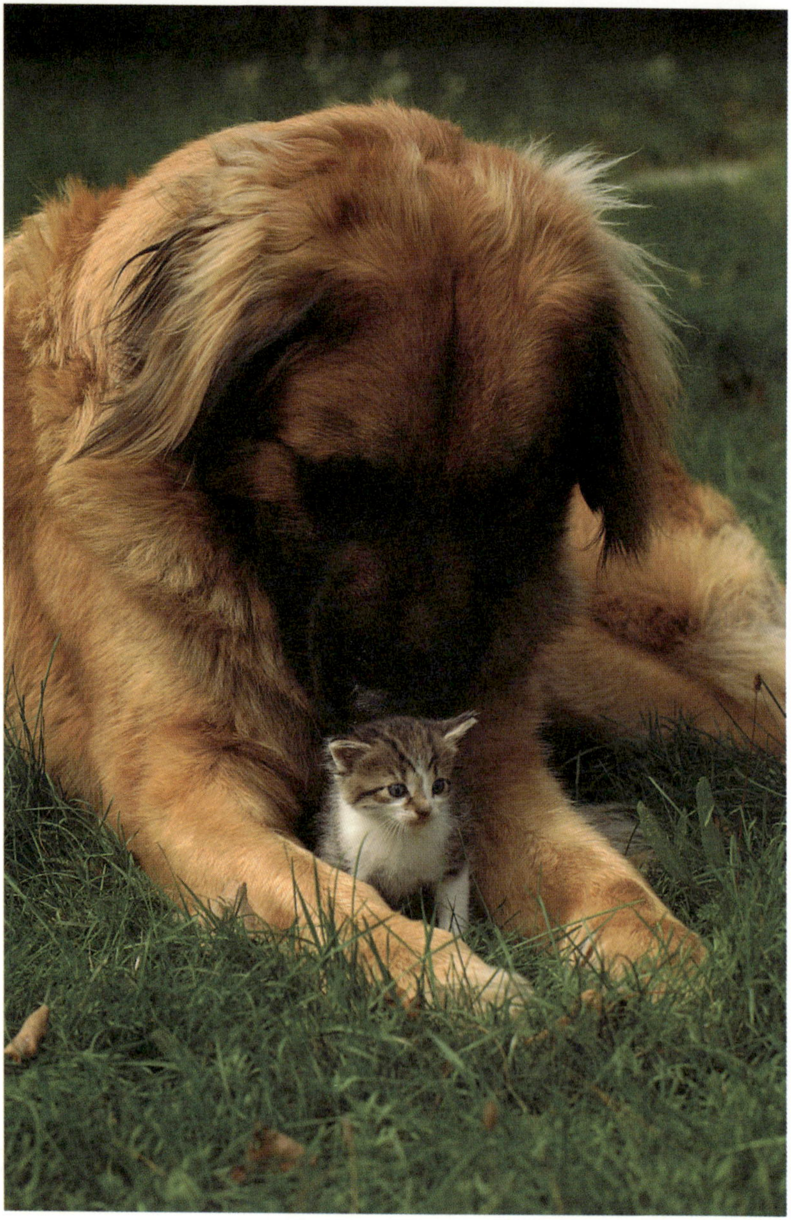

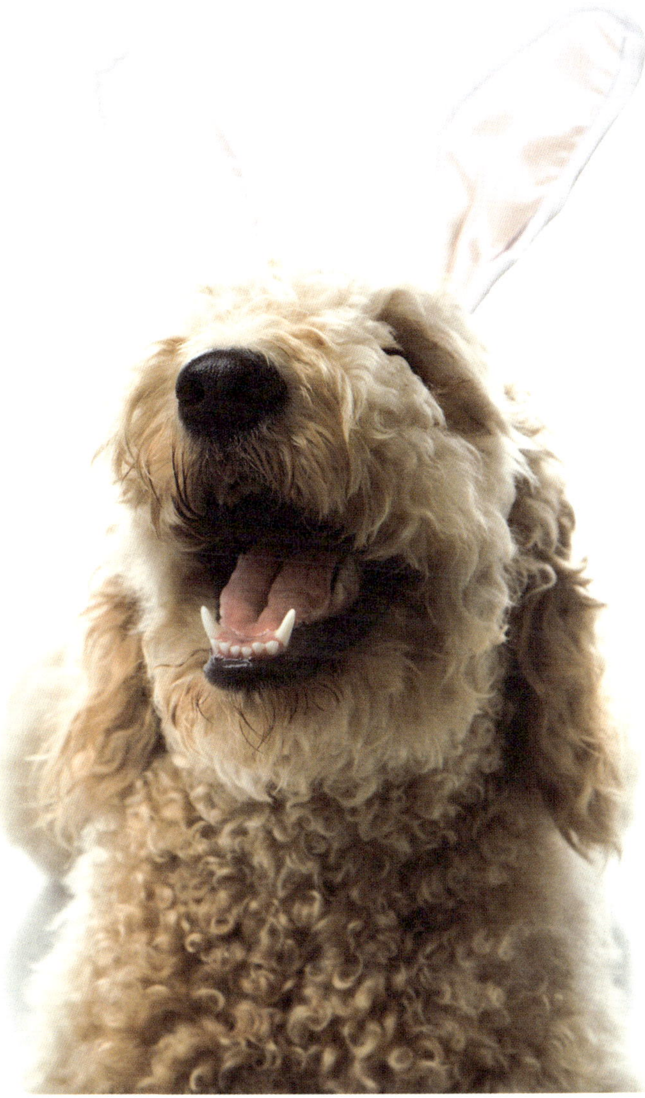

而且他也很有趣！

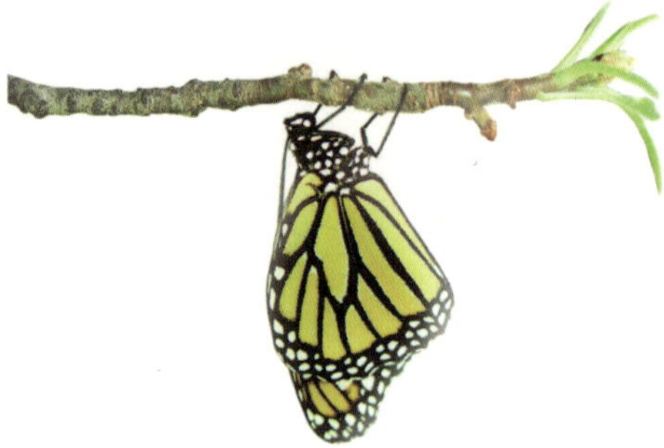

一些无法吸引其他孩子注意的事物却能引起ADHD小孩的兴趣，

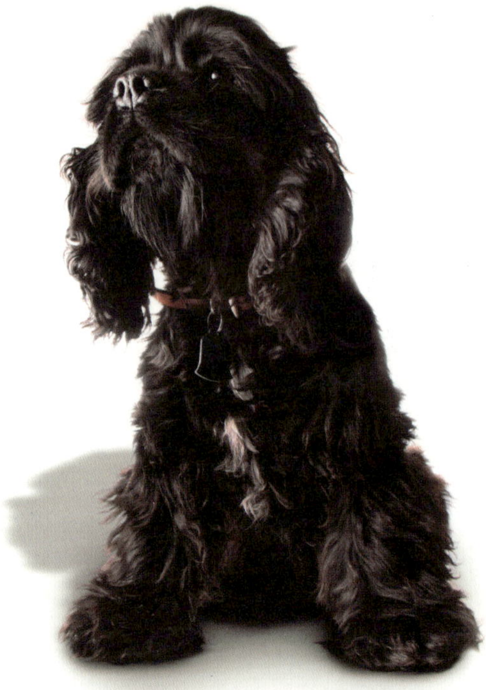

他认为重要的事情，周围的人未必这样理解。

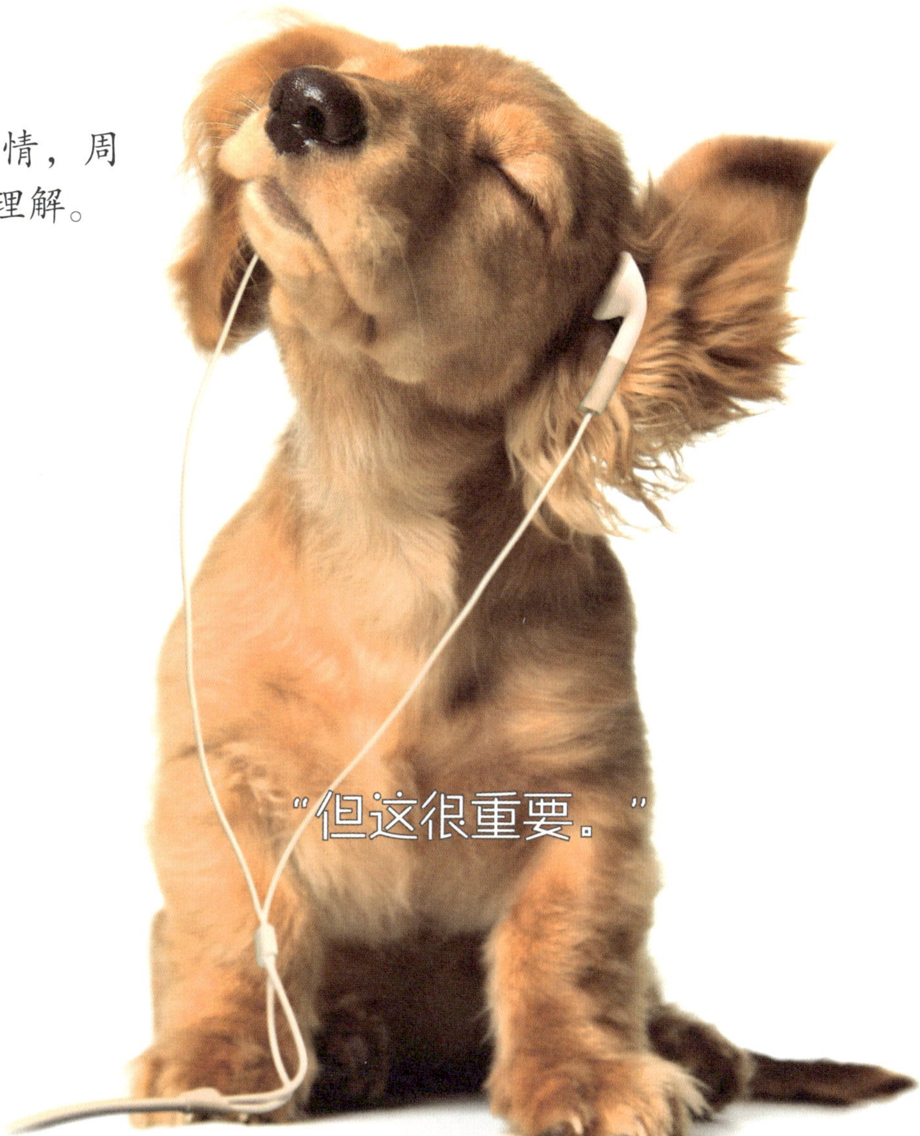

“但这很重要。”

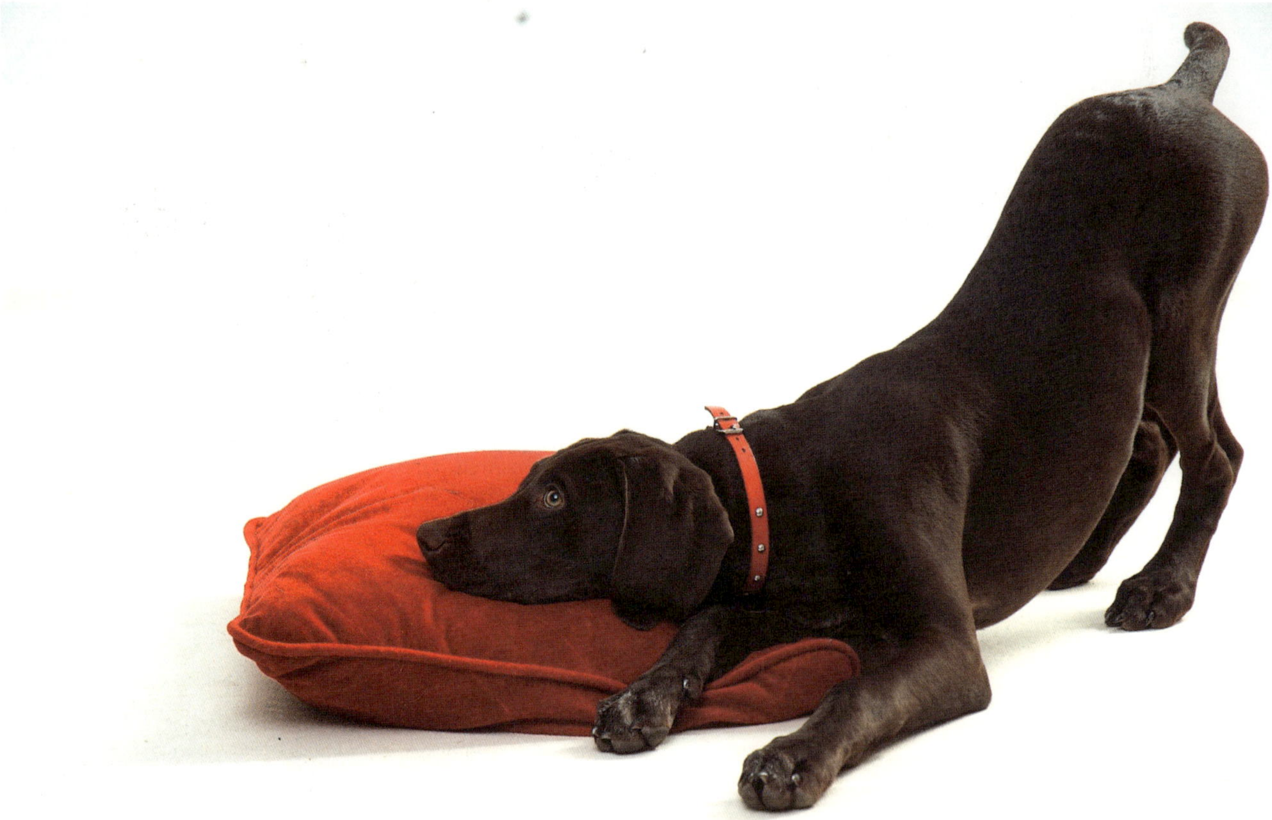

身体动起来时，他的脑子也转得很快，而且他压根就坐不住。

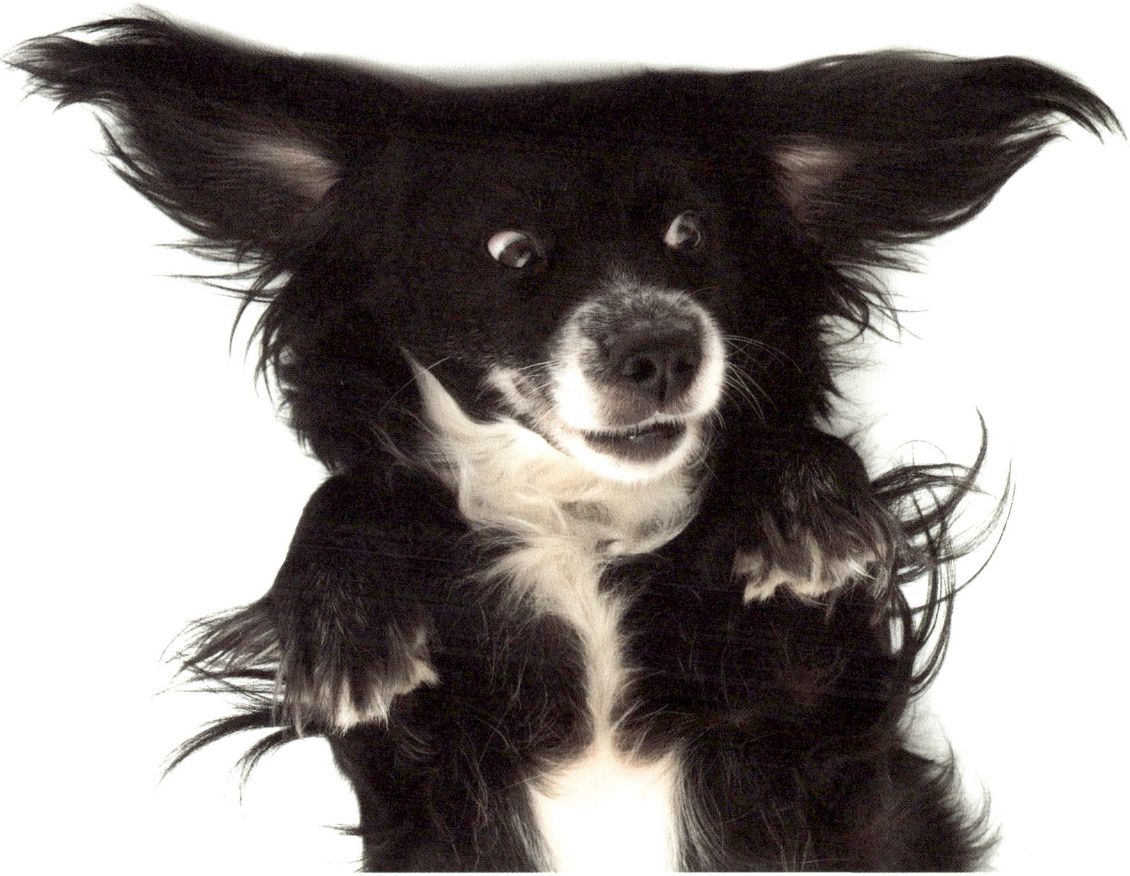

他能眼观六路，耳听八方。

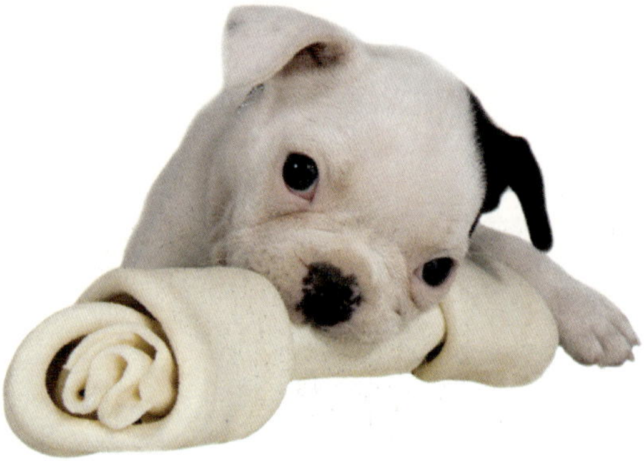

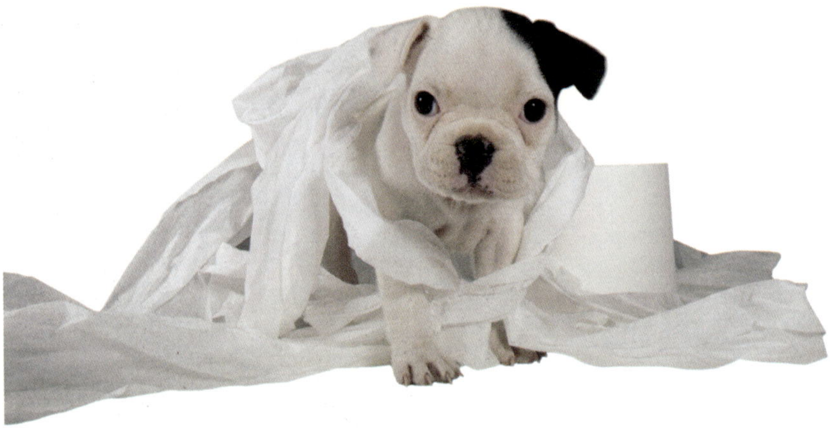

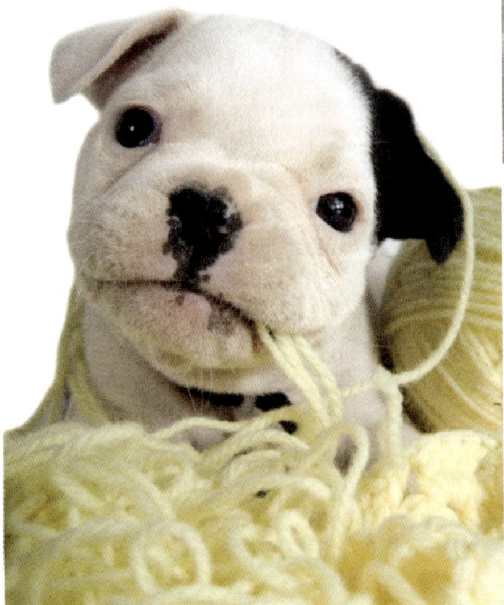

因此，手里的事还没做完，
他就去做下一件事了。

书籍可能会很难懂，

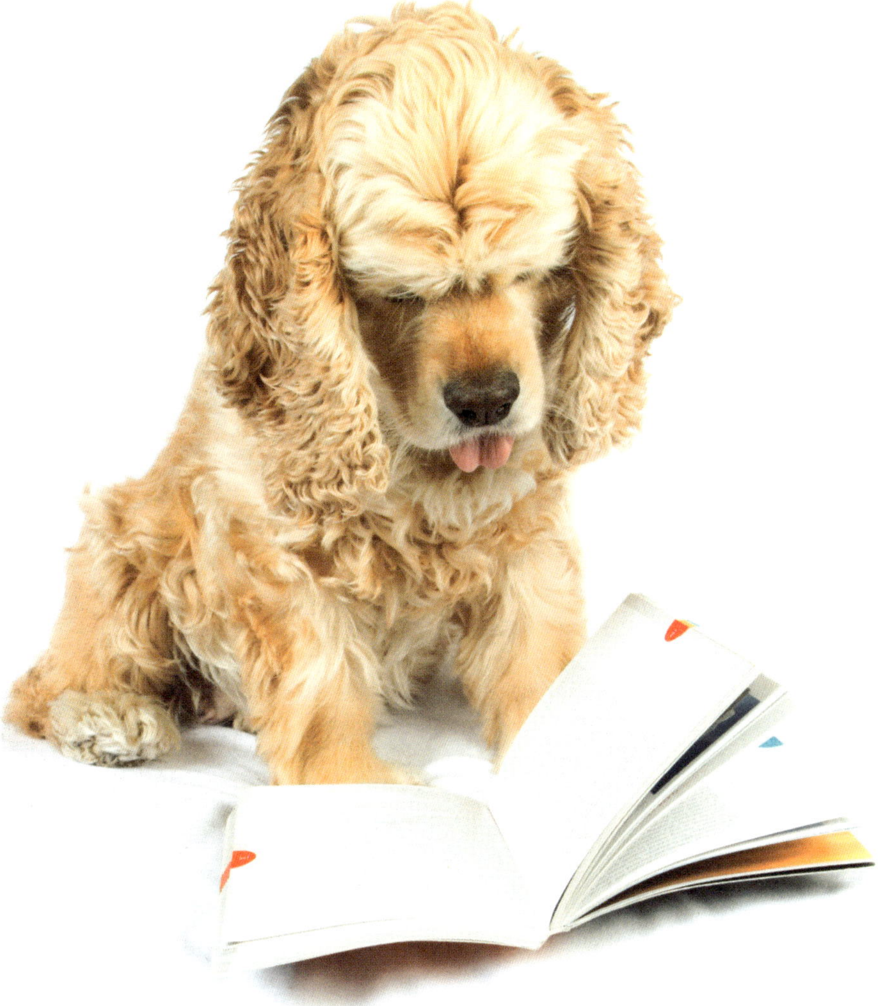

学过的东西很难记住。

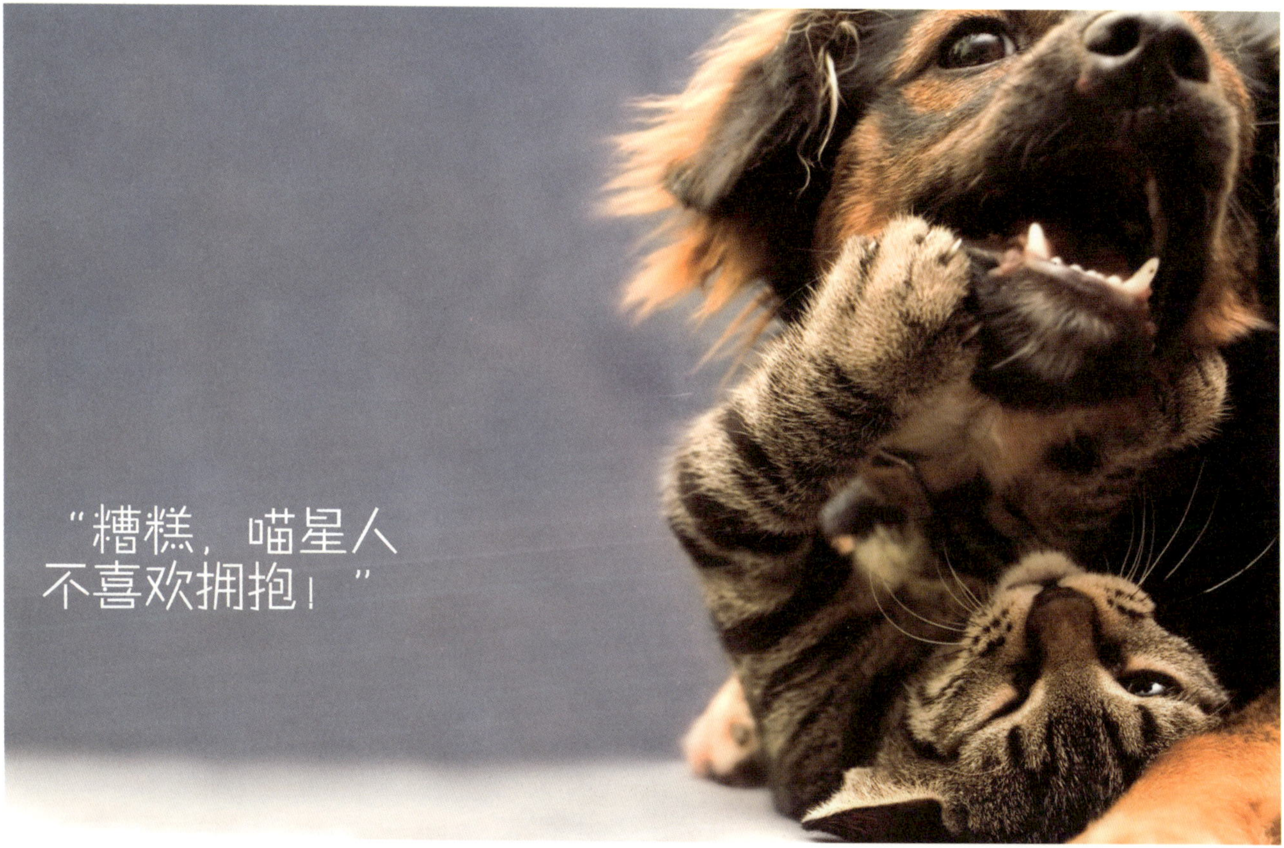

他不知道该从哪儿开始，

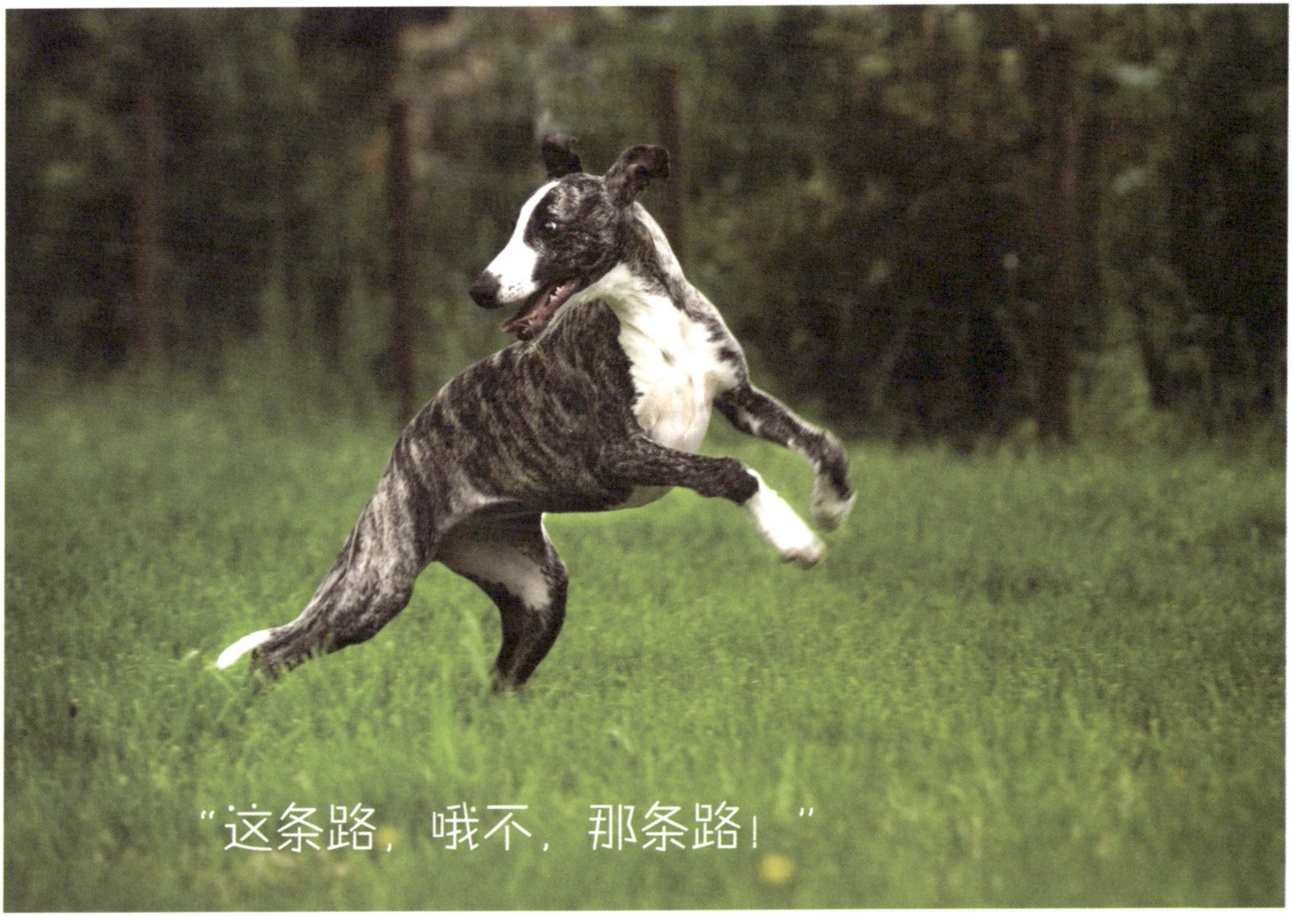

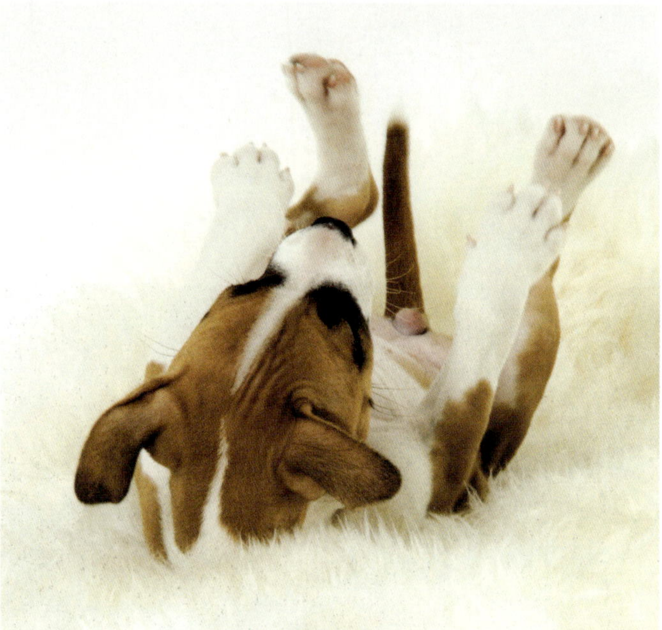

而且就算有操作指南，
他可能还是不知道该怎
么做。

“那么，我摸完
脚趾以后要做什
么好呢？”

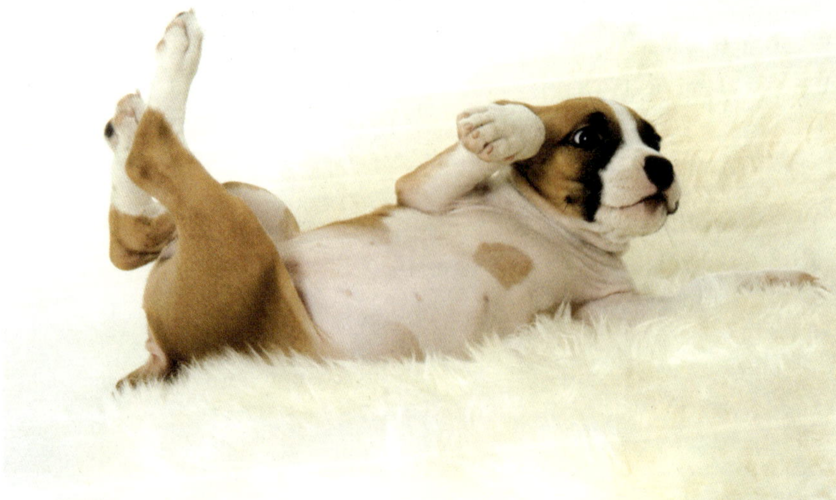

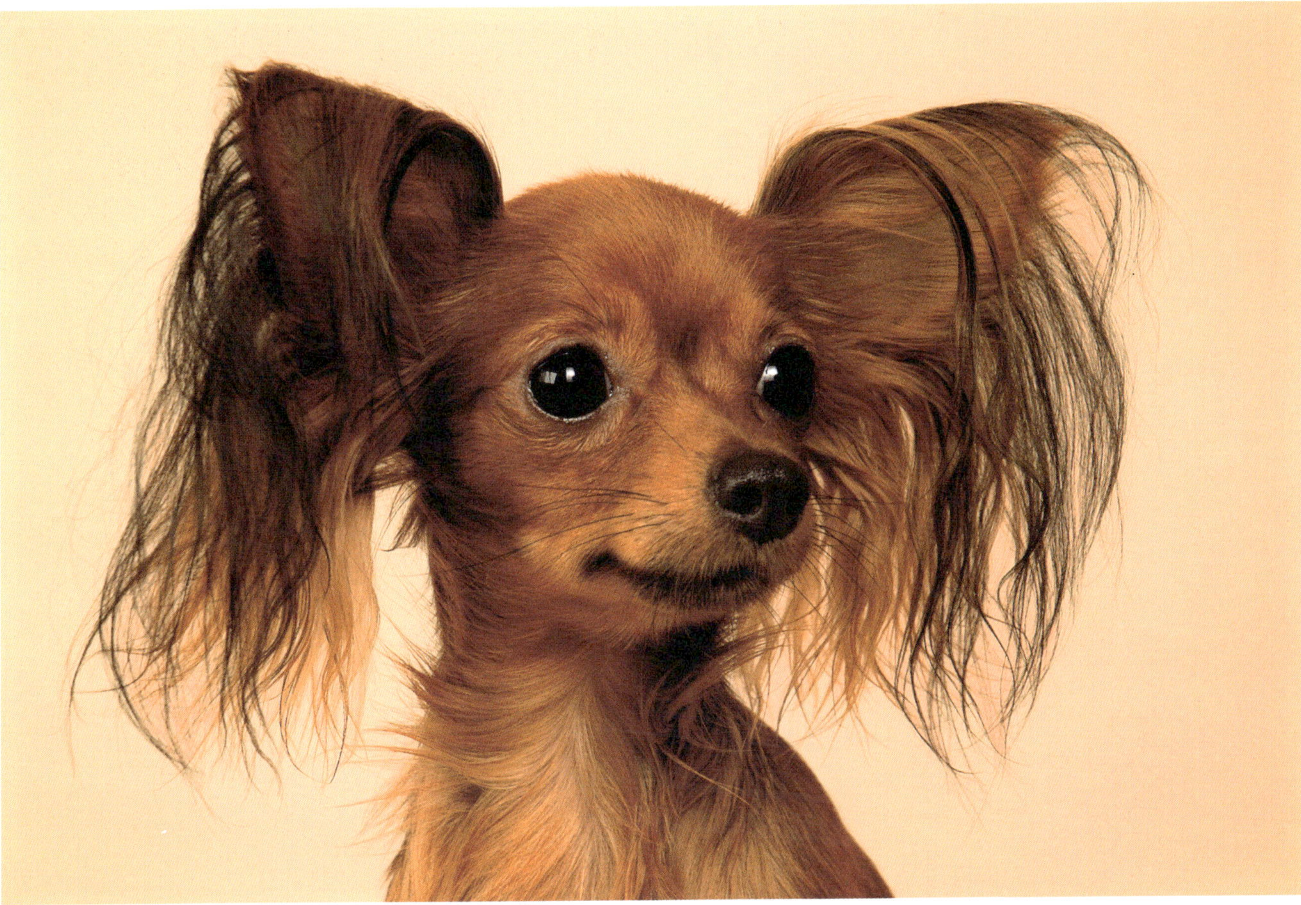

毋庸置疑，他很聪明，

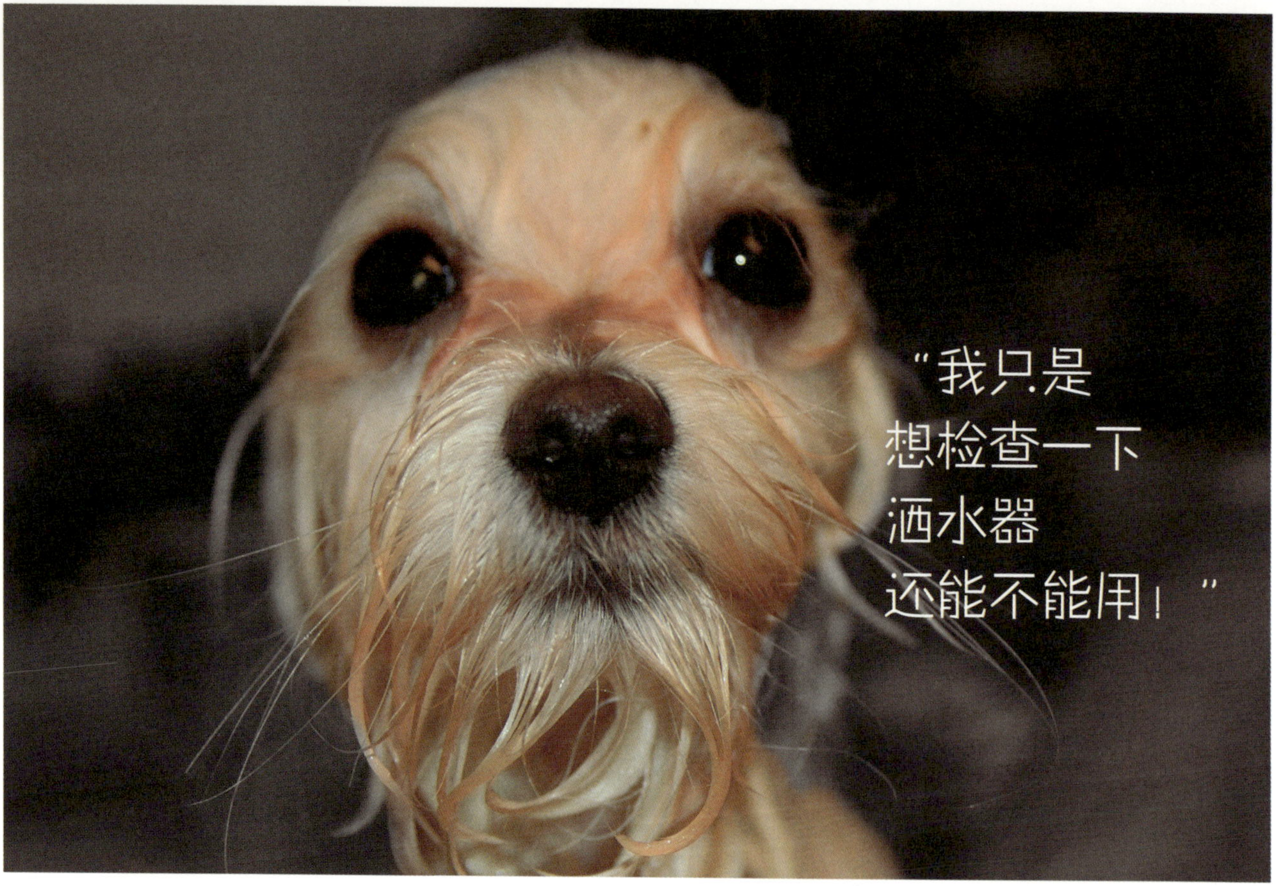

但是并不是所有人都欣赏他的这种智慧。

所以尽管他很努力地
想做好，

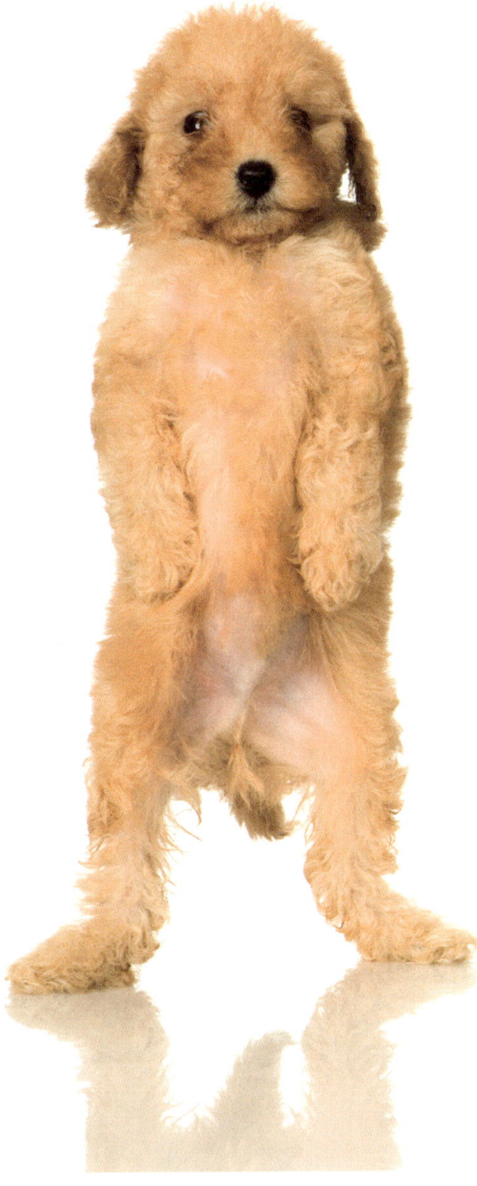

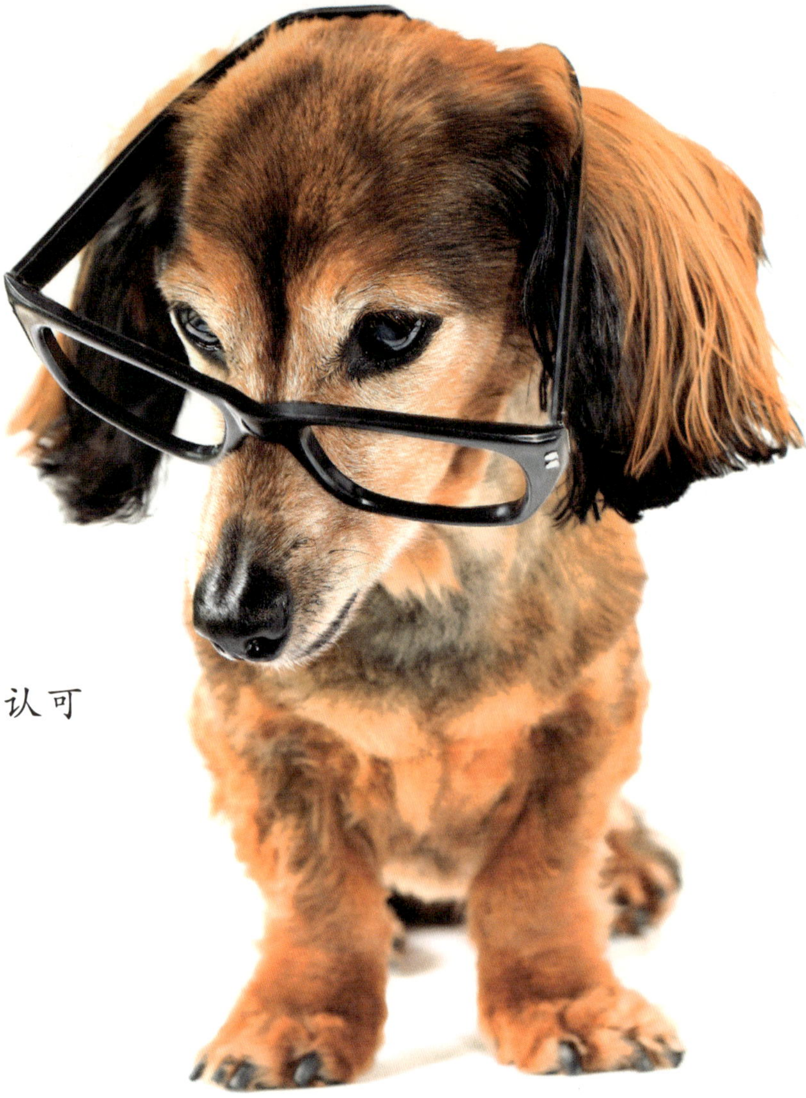

但那些管事儿的并不认可
他的所作所为，

而他也常被贴上小丑的标签。

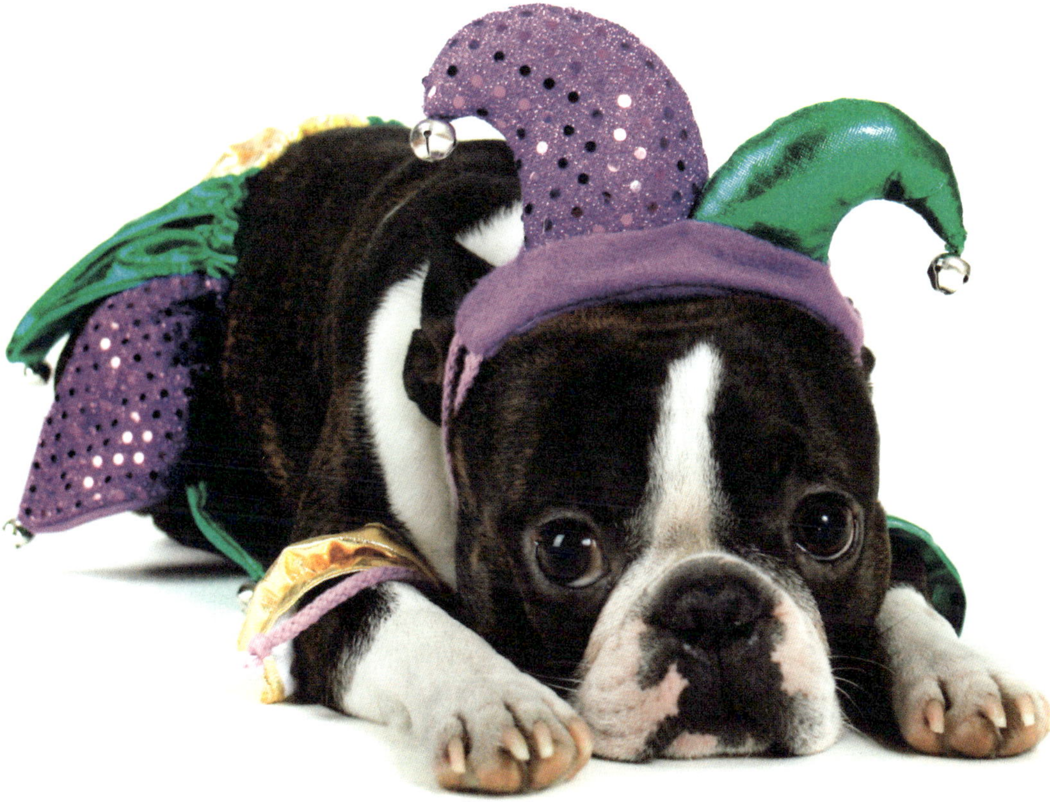

他很容易厌烦，而当他厌烦时，他的大脑就会变成一团浆糊，眼睛也会不由自主地闭上。

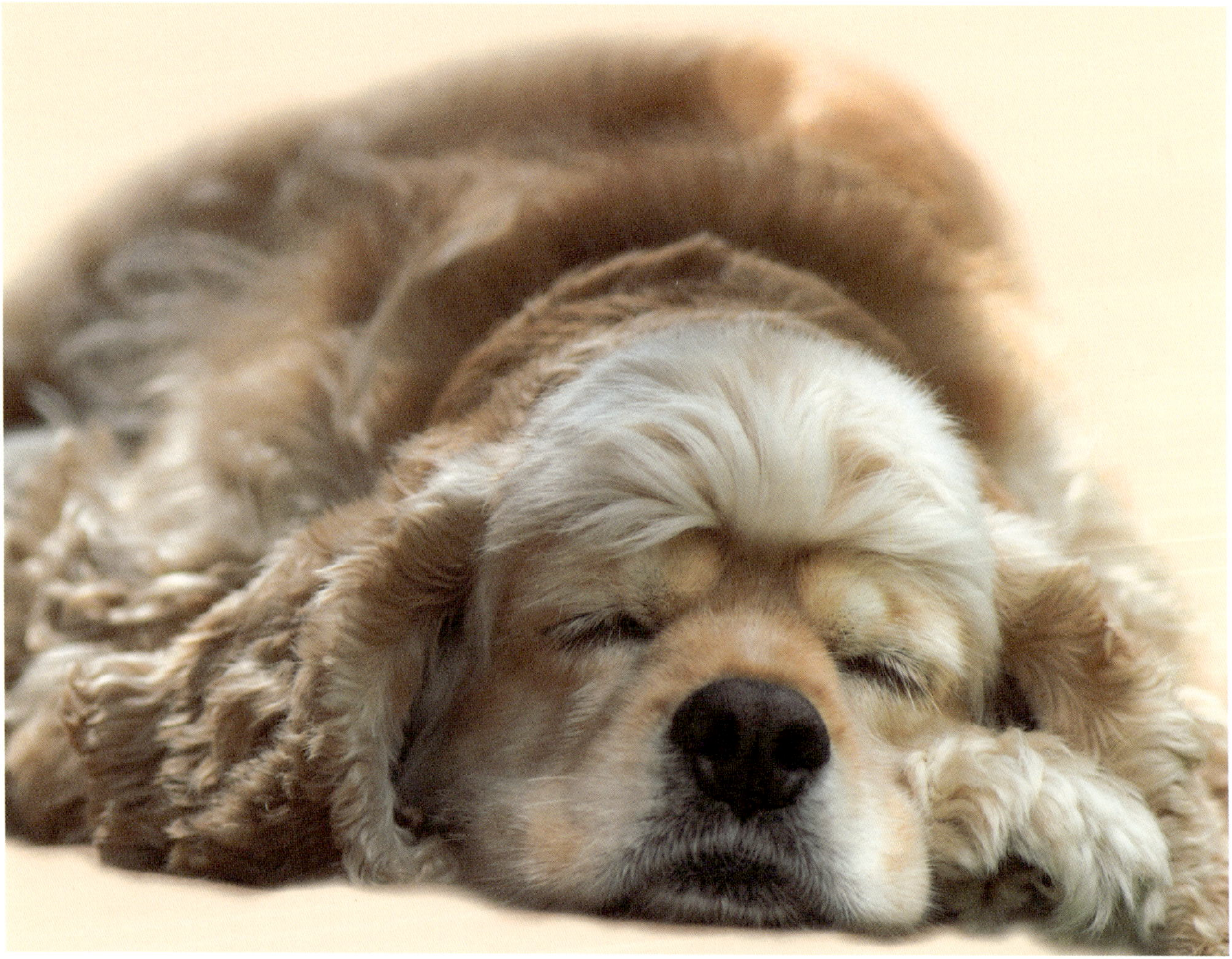

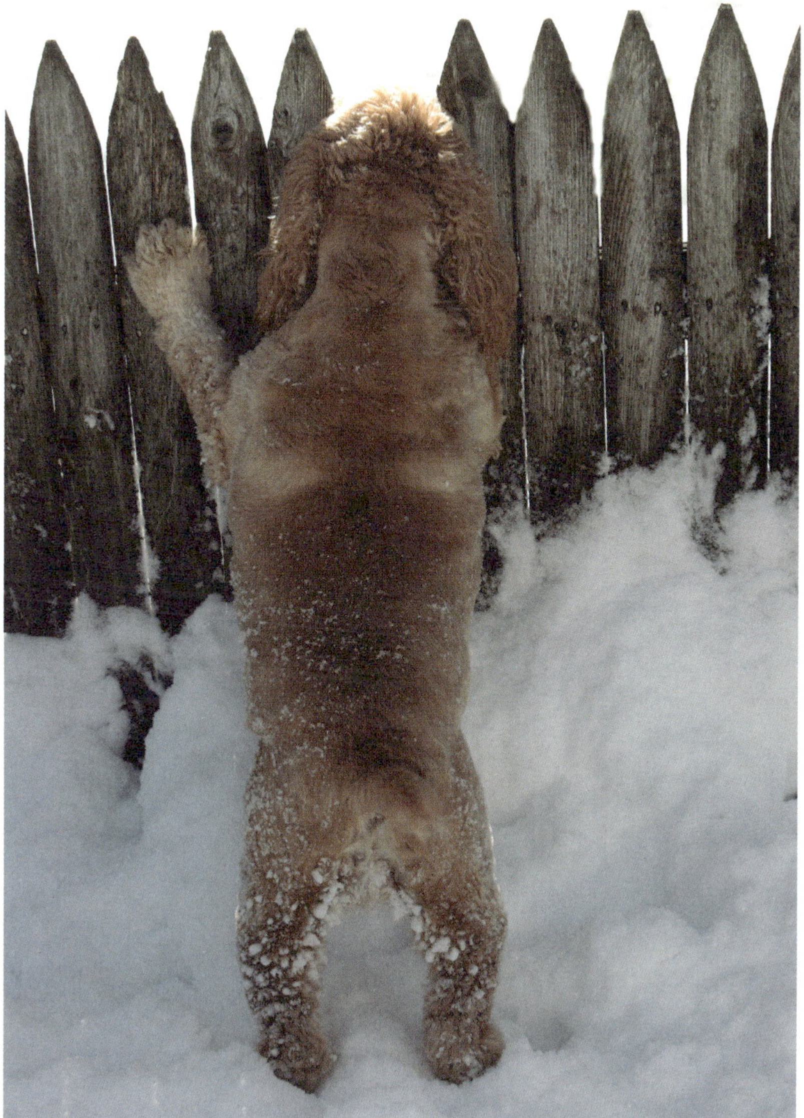

“别的地方”可能会更有趣，

他幻想着逃离那些无趣的事。

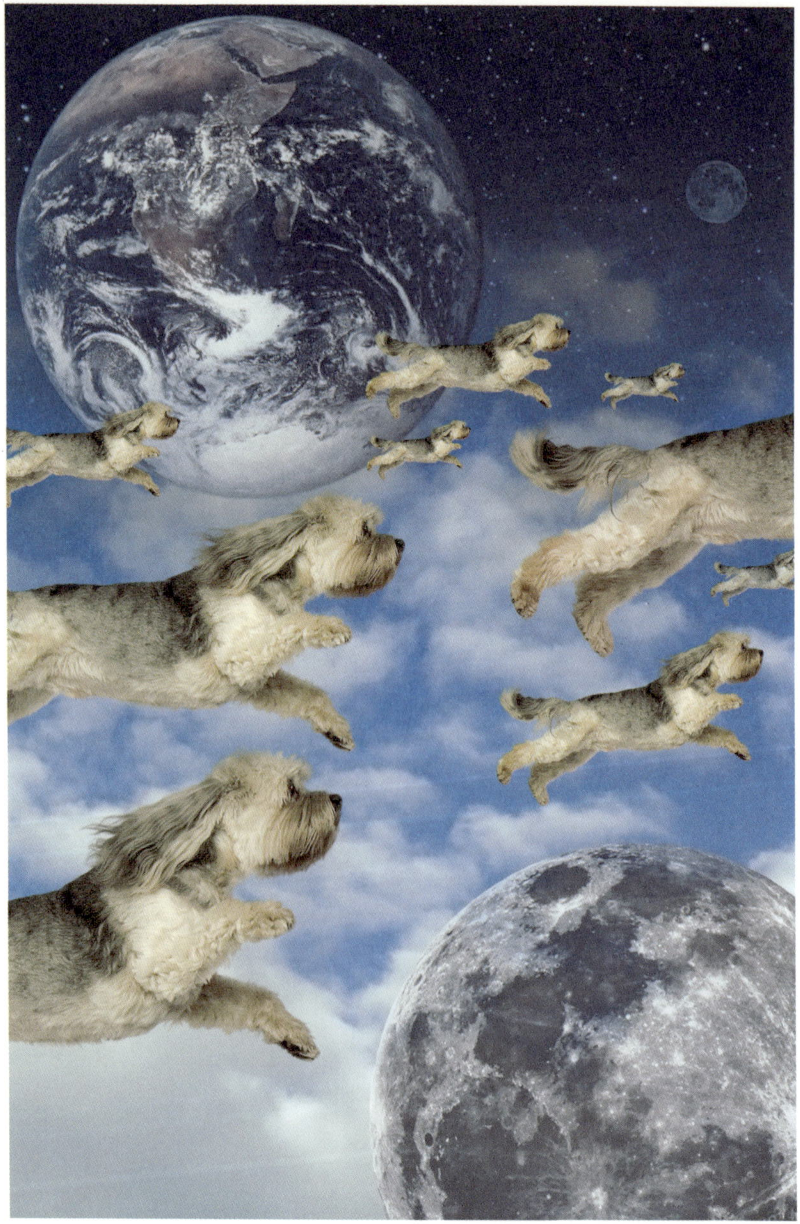

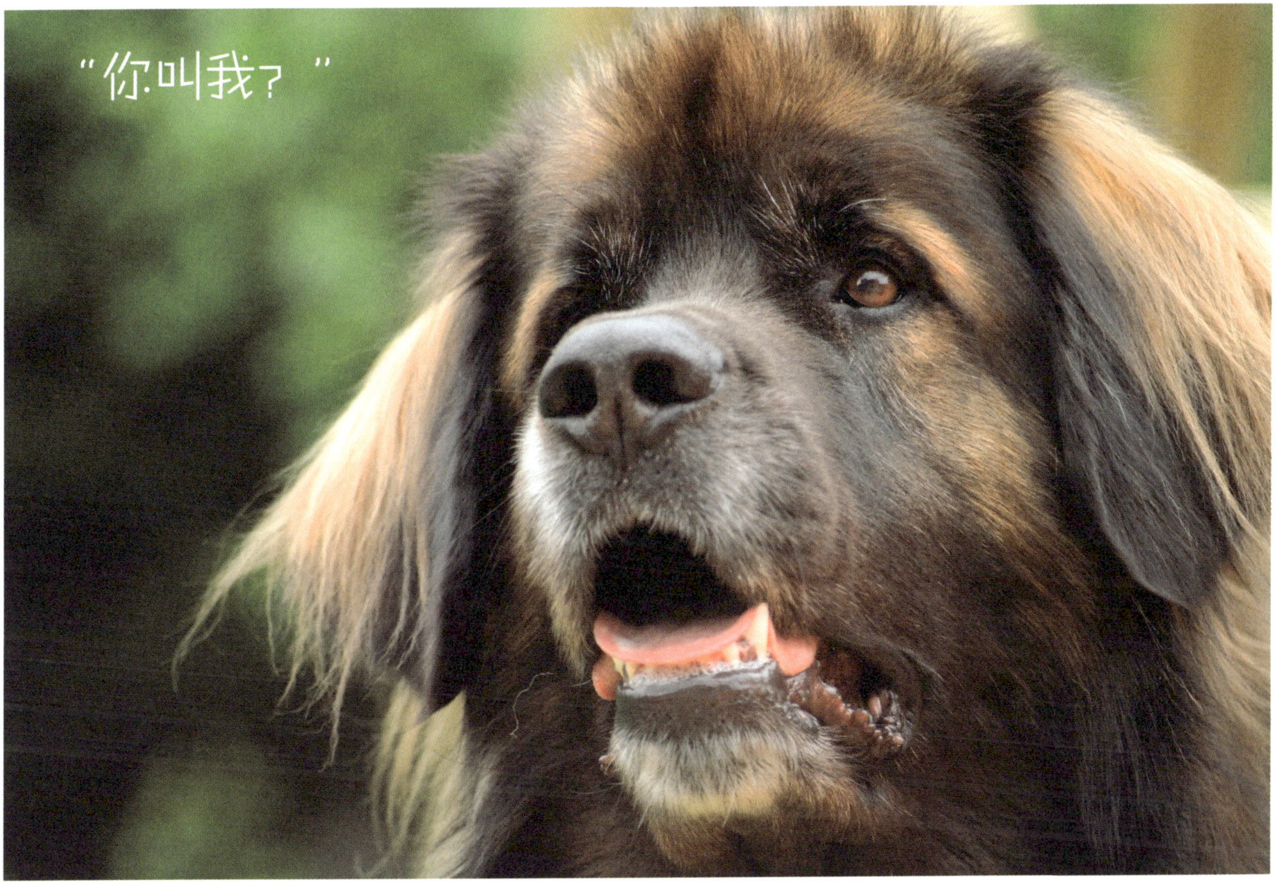

时间在他不经意间就溜走了，

他都不知道怎么回事，就回到了狗窝。

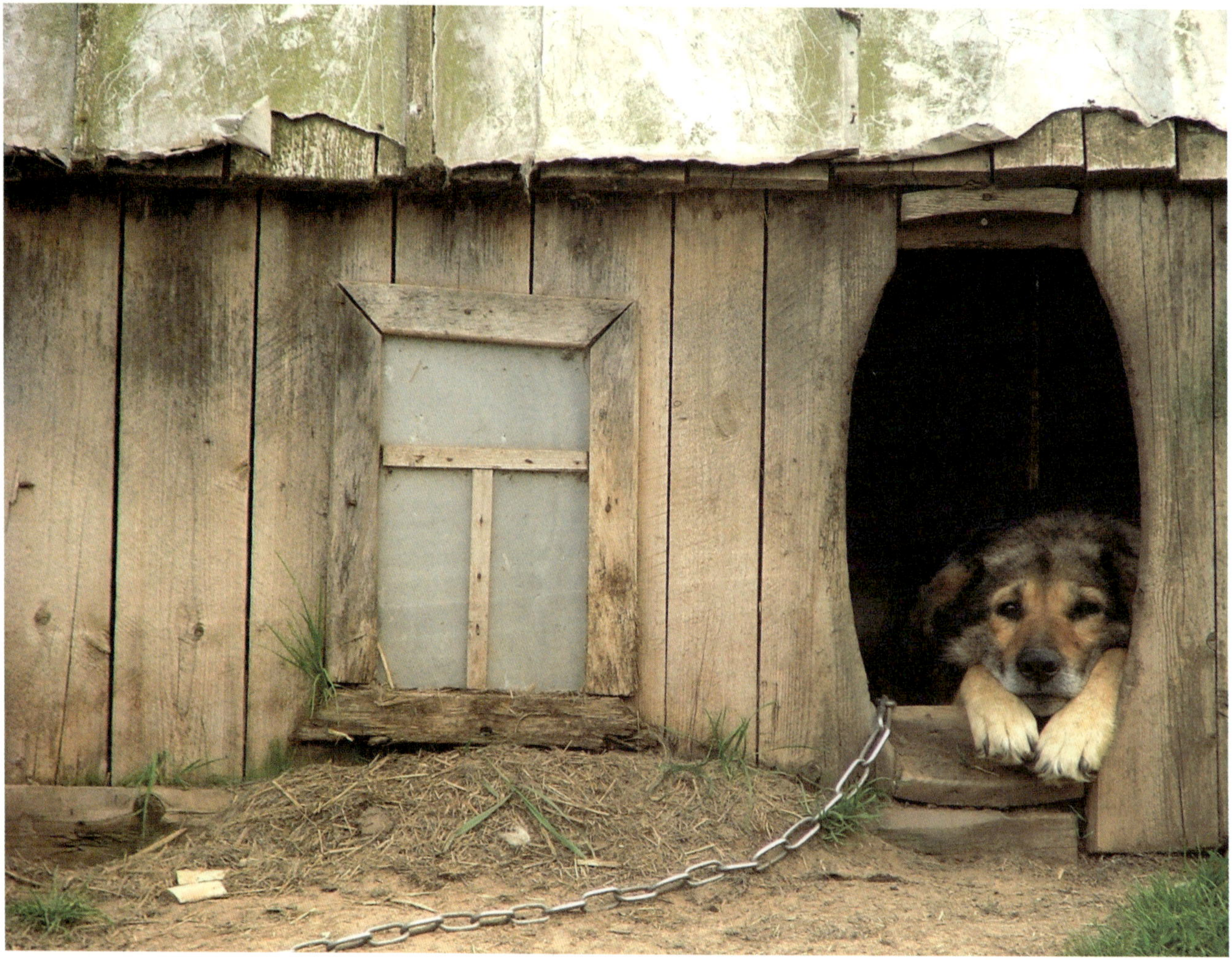

人们总在说“如果你多努力些，你就能做得更好”，
但这话显然就不对。

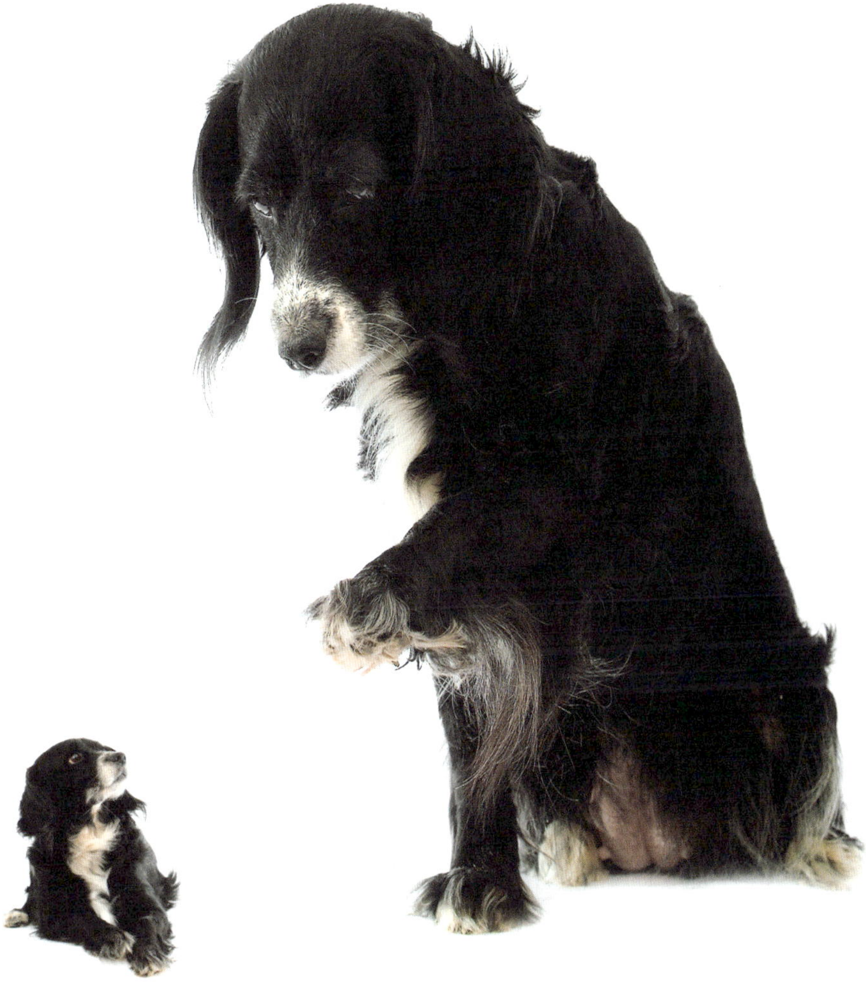

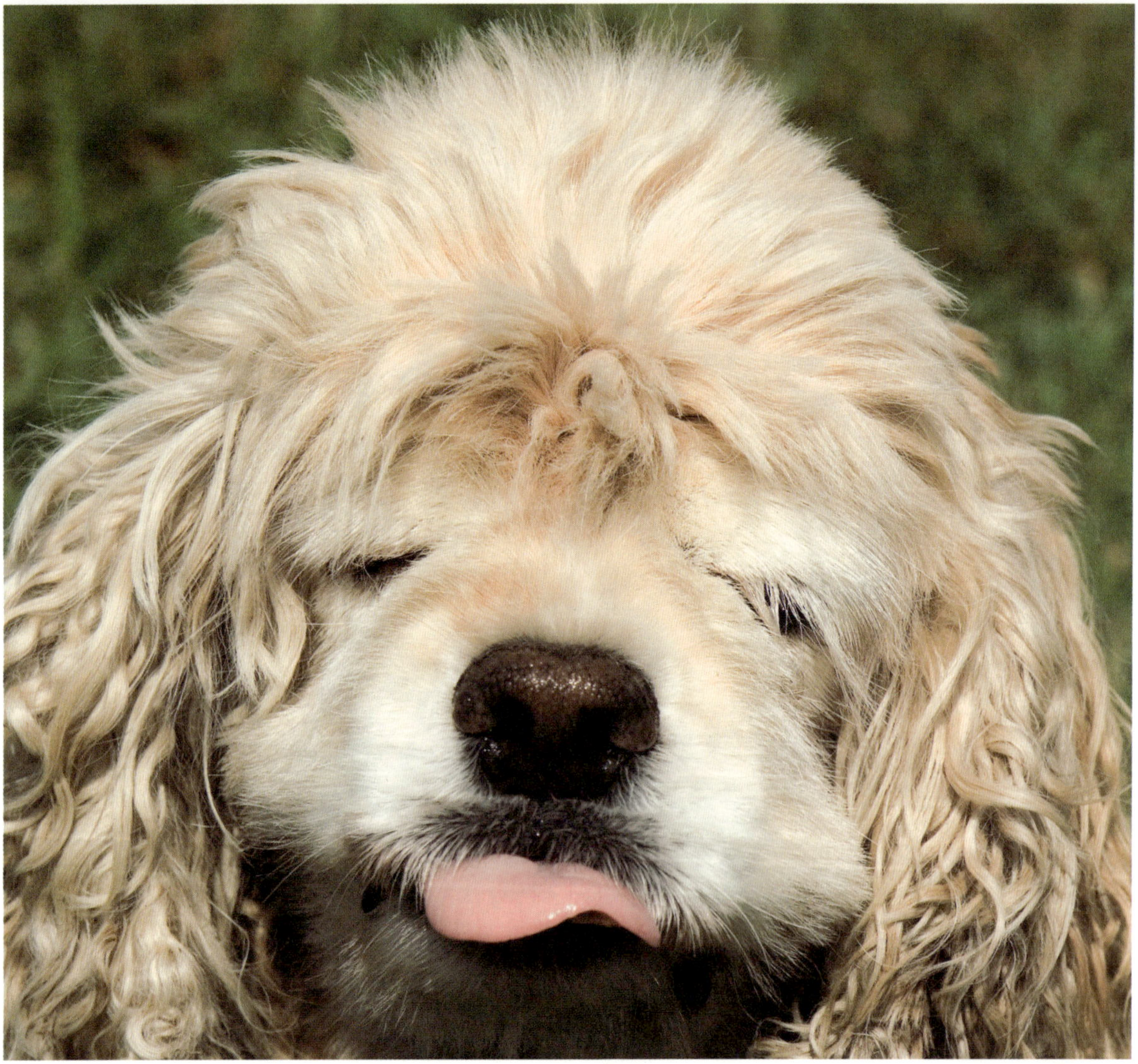

生活是如此令人沮丧！

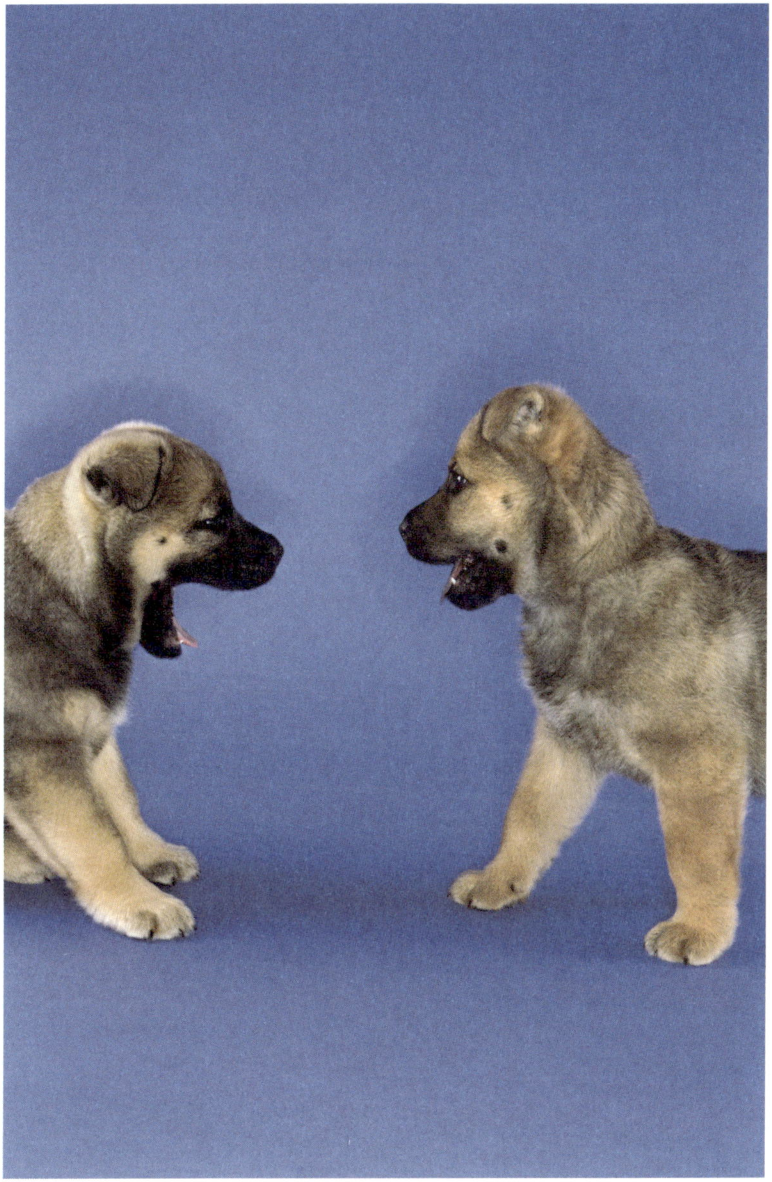

当事情太多时，他会暴怒。

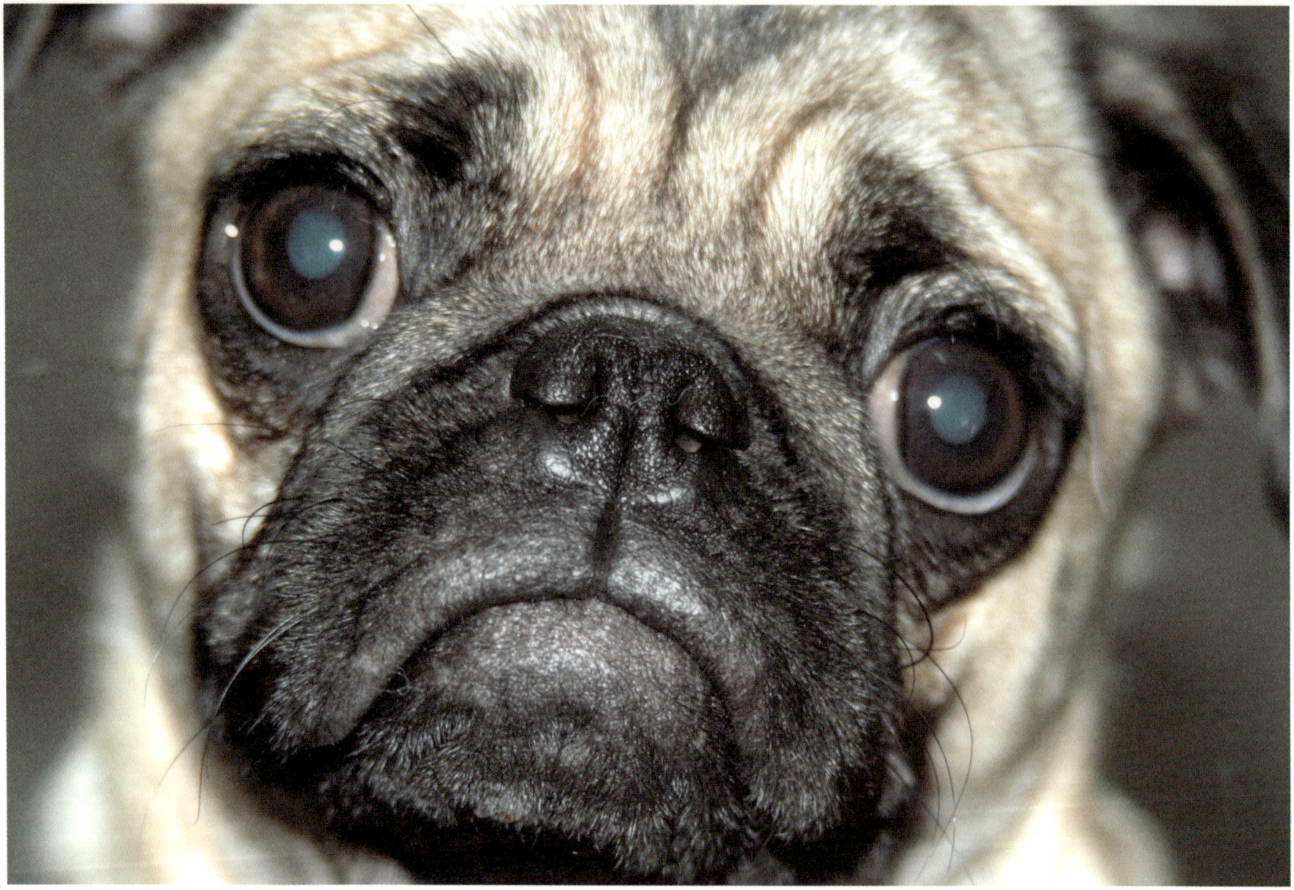

敏感使他陷入悲伤，

因为他想和其他人一样，可他就是做不到。

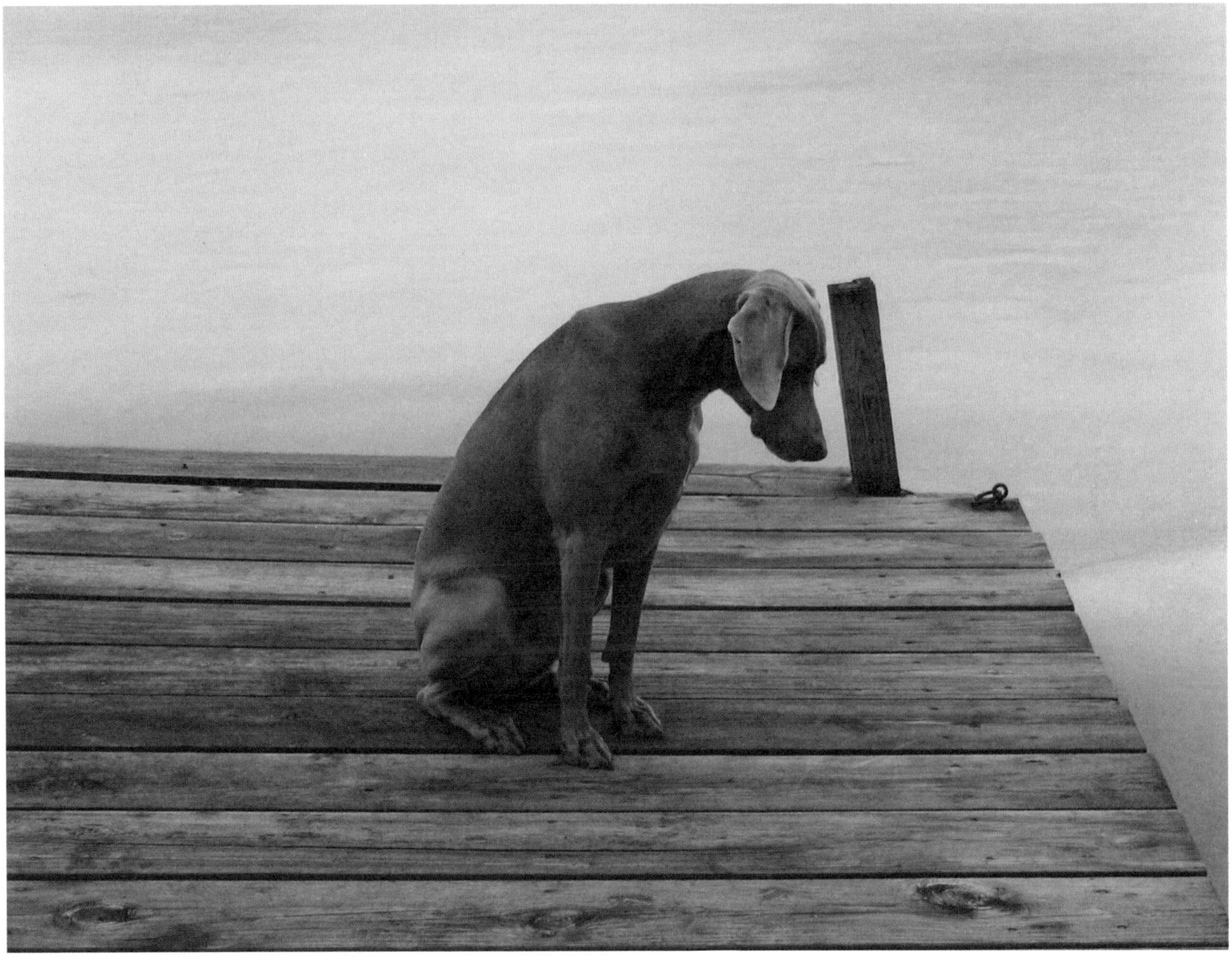

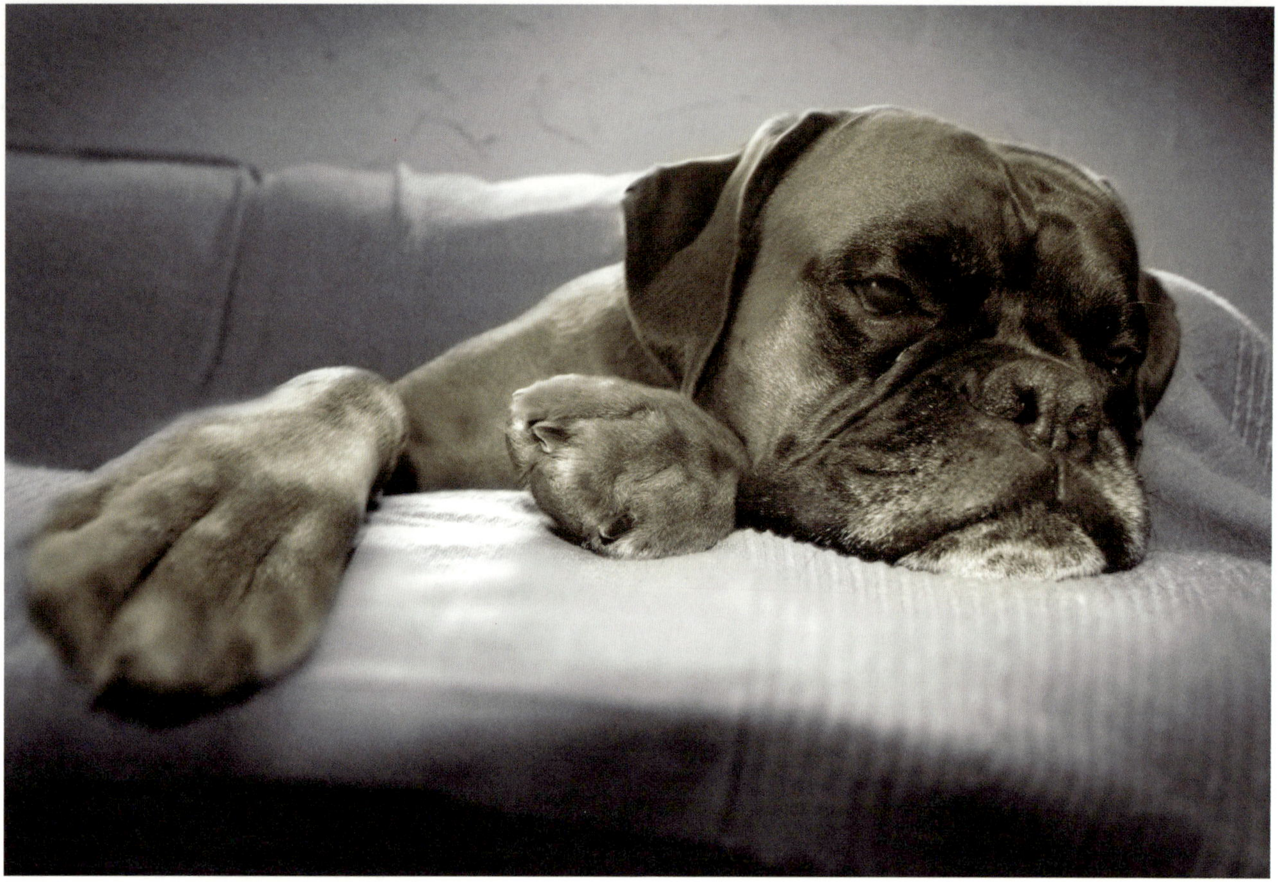

那些爱他的人也很难过，
因为他们不理解他为什么会有这样的表现。

有时候，其他人会觉得，倘若由自己抚养，他肯定比现在优秀。

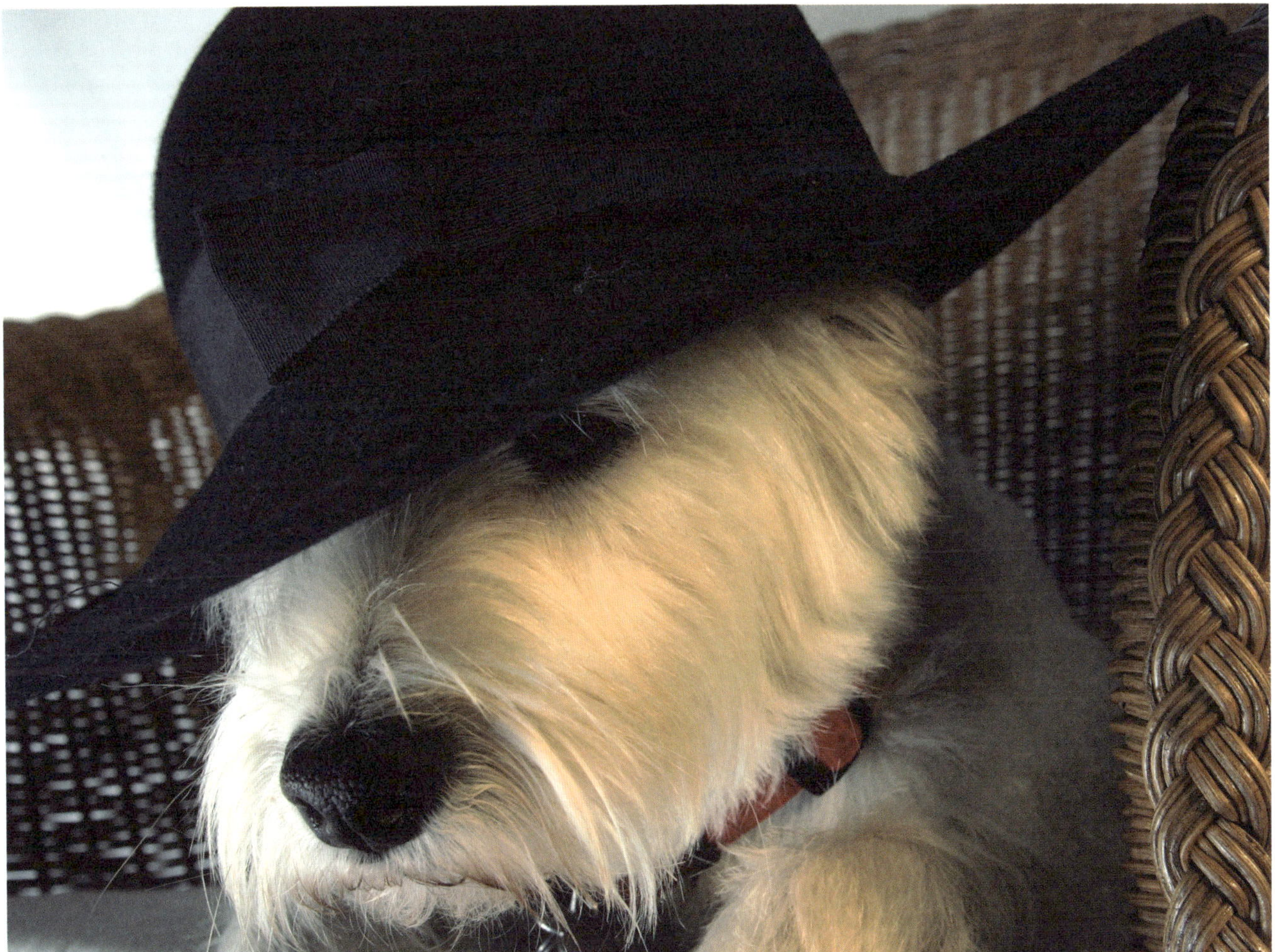

当他找到他喜爱的事时，他的注意力会高度集中，

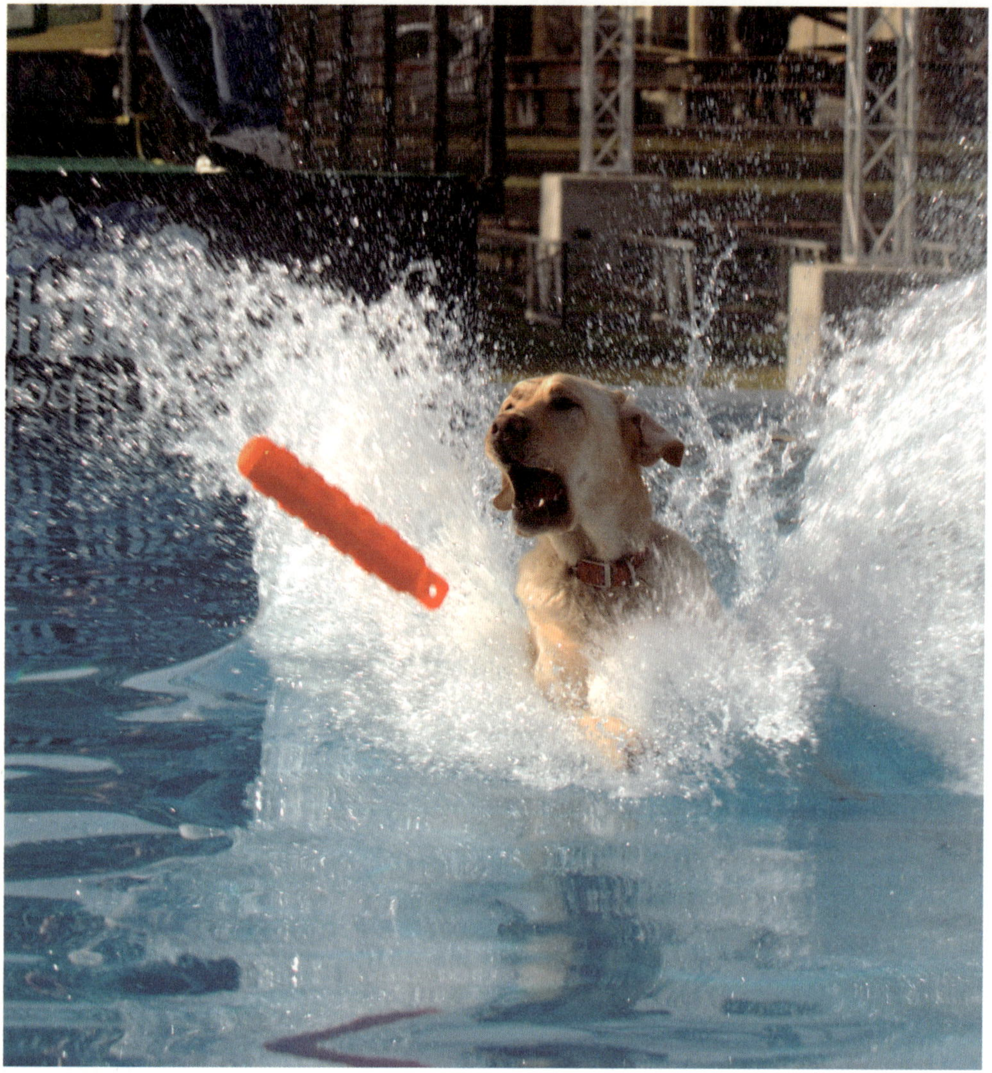

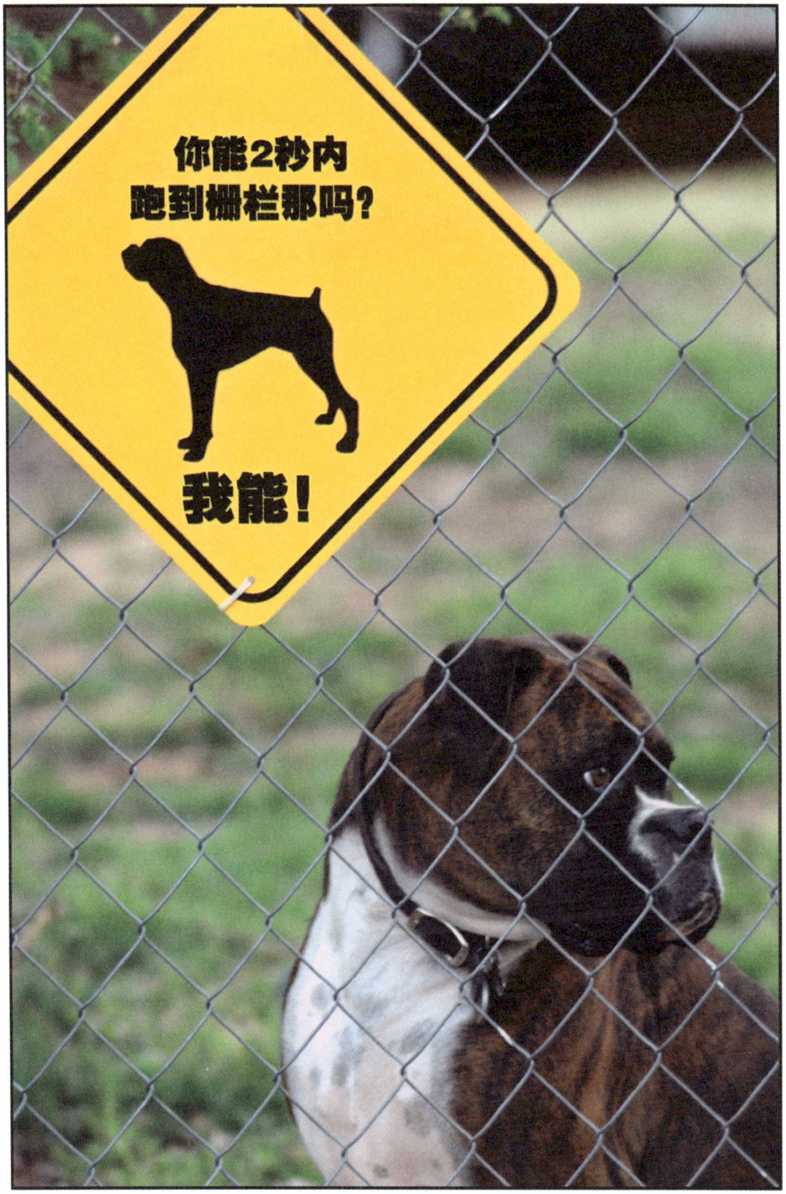

他会全心全意地投入。

他的思维可能远超前于同伴，

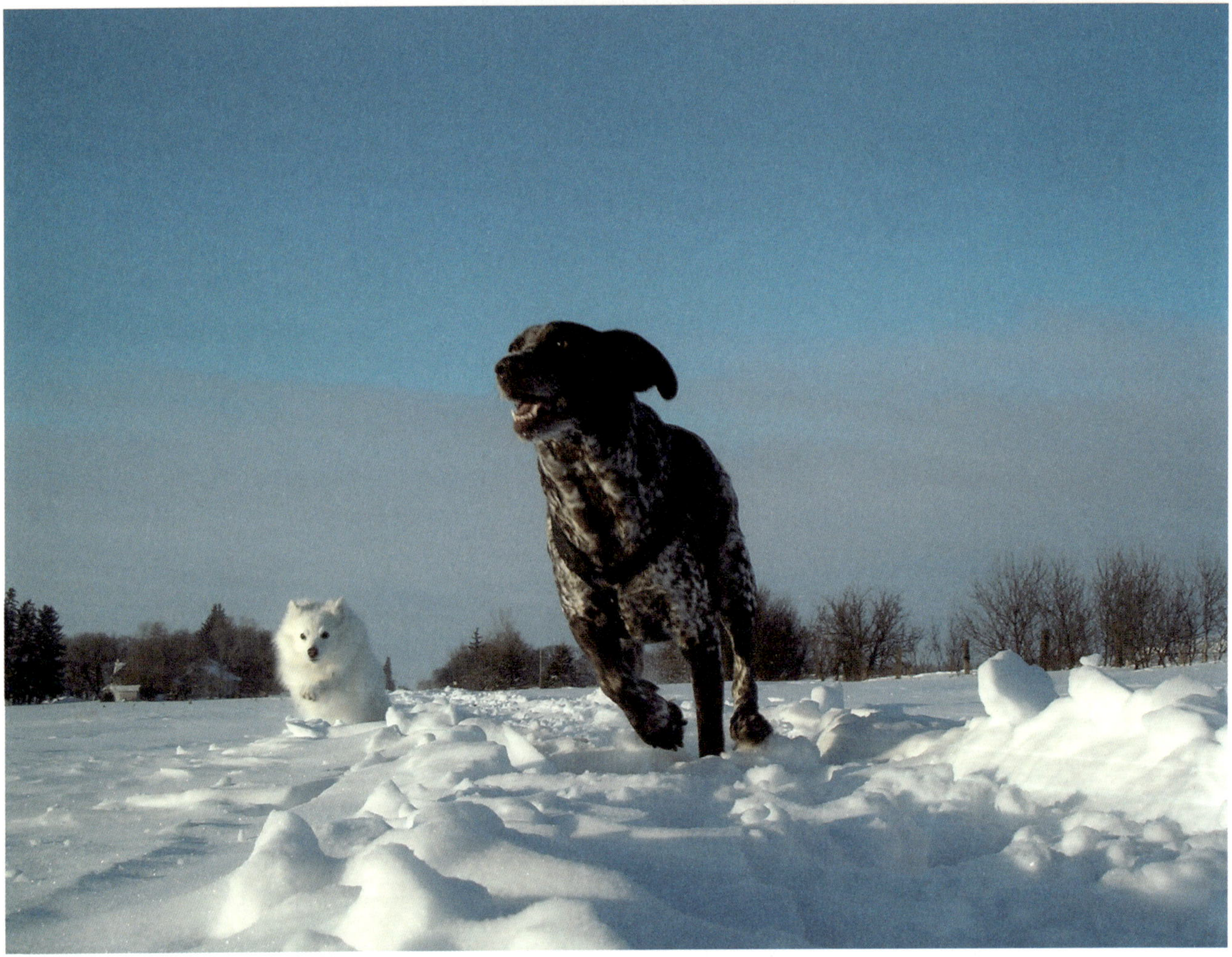

他能轻易地看清“大局”，

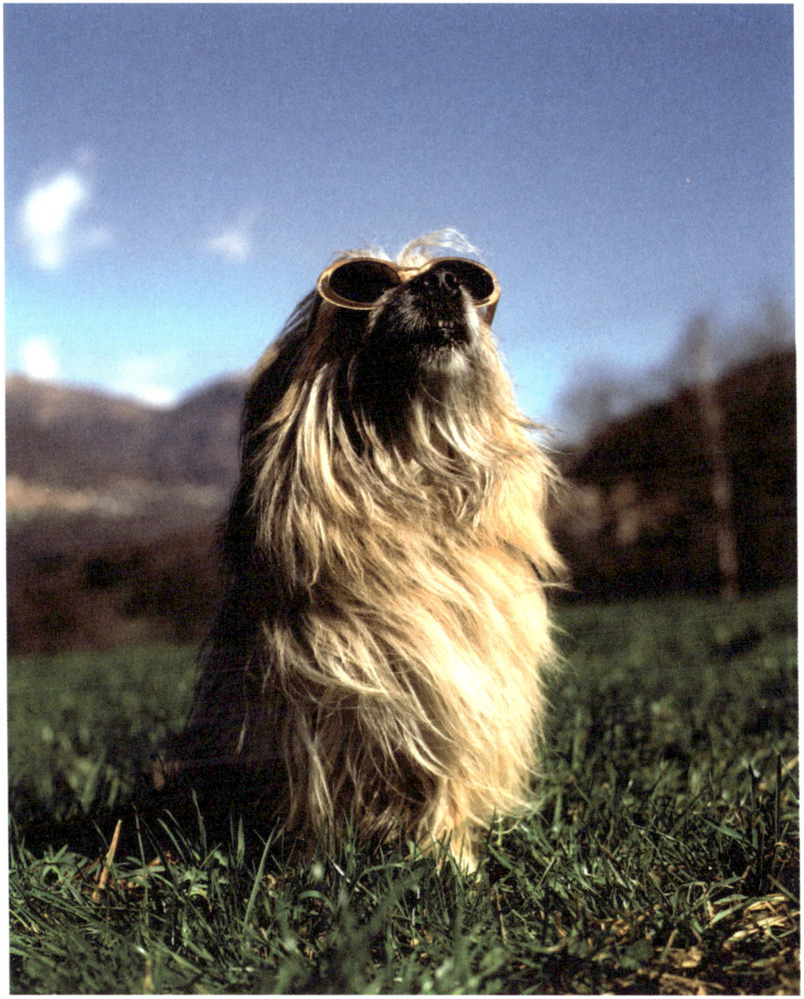

而且他能从其他人想不到的地方找出办法。

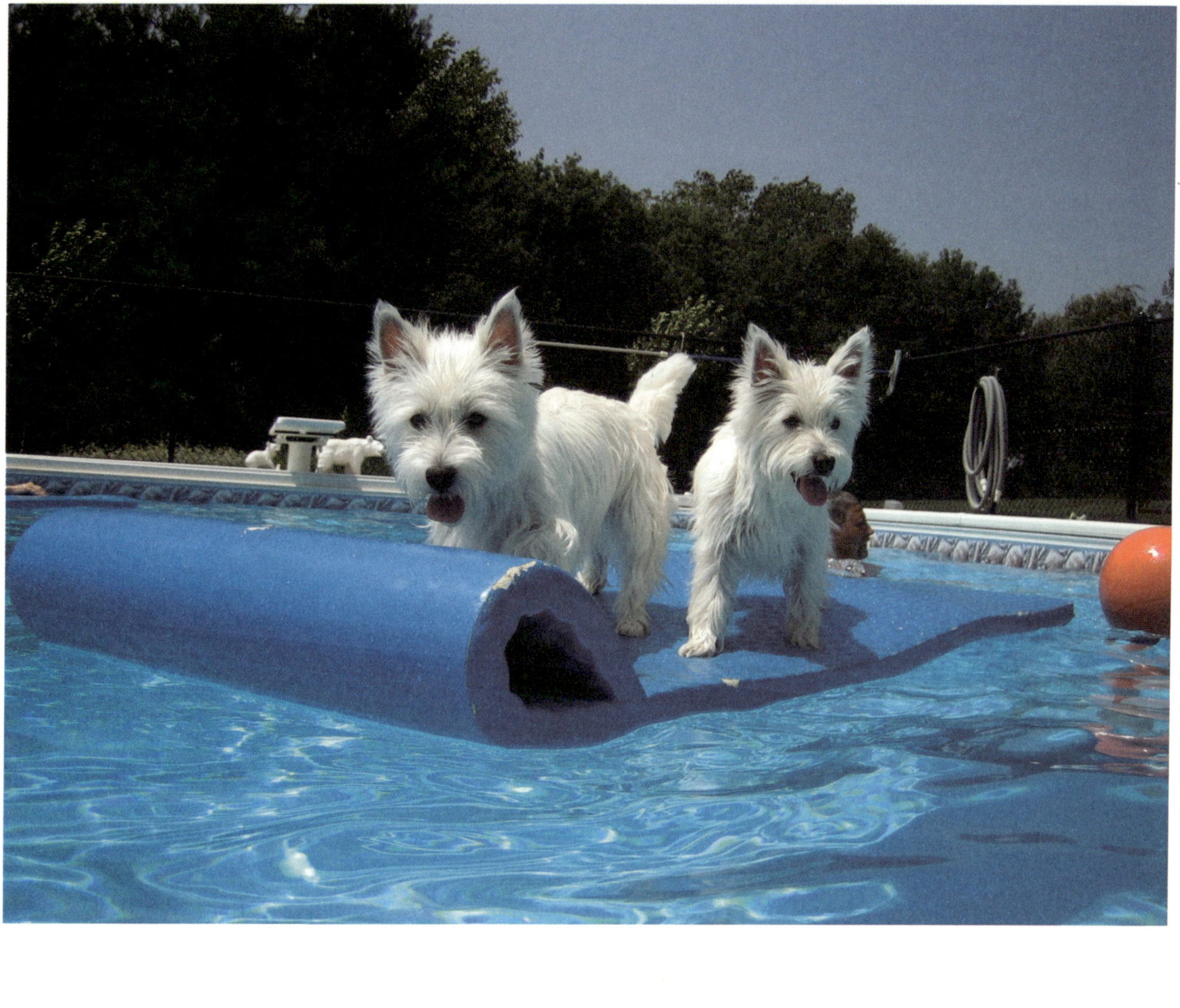

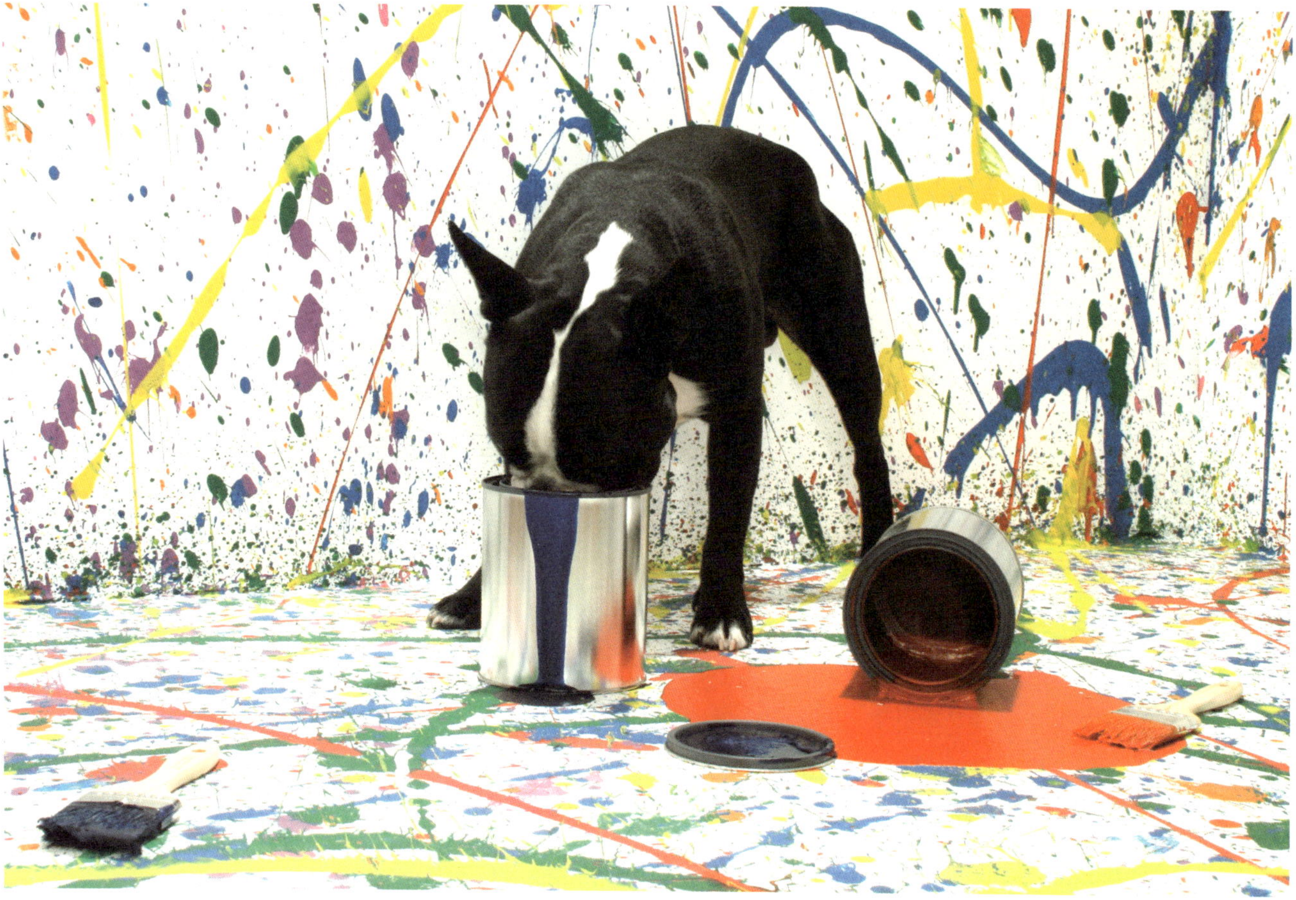

他的创造力超强！

随着ADHD小孩长大，他想做什么都能办到，

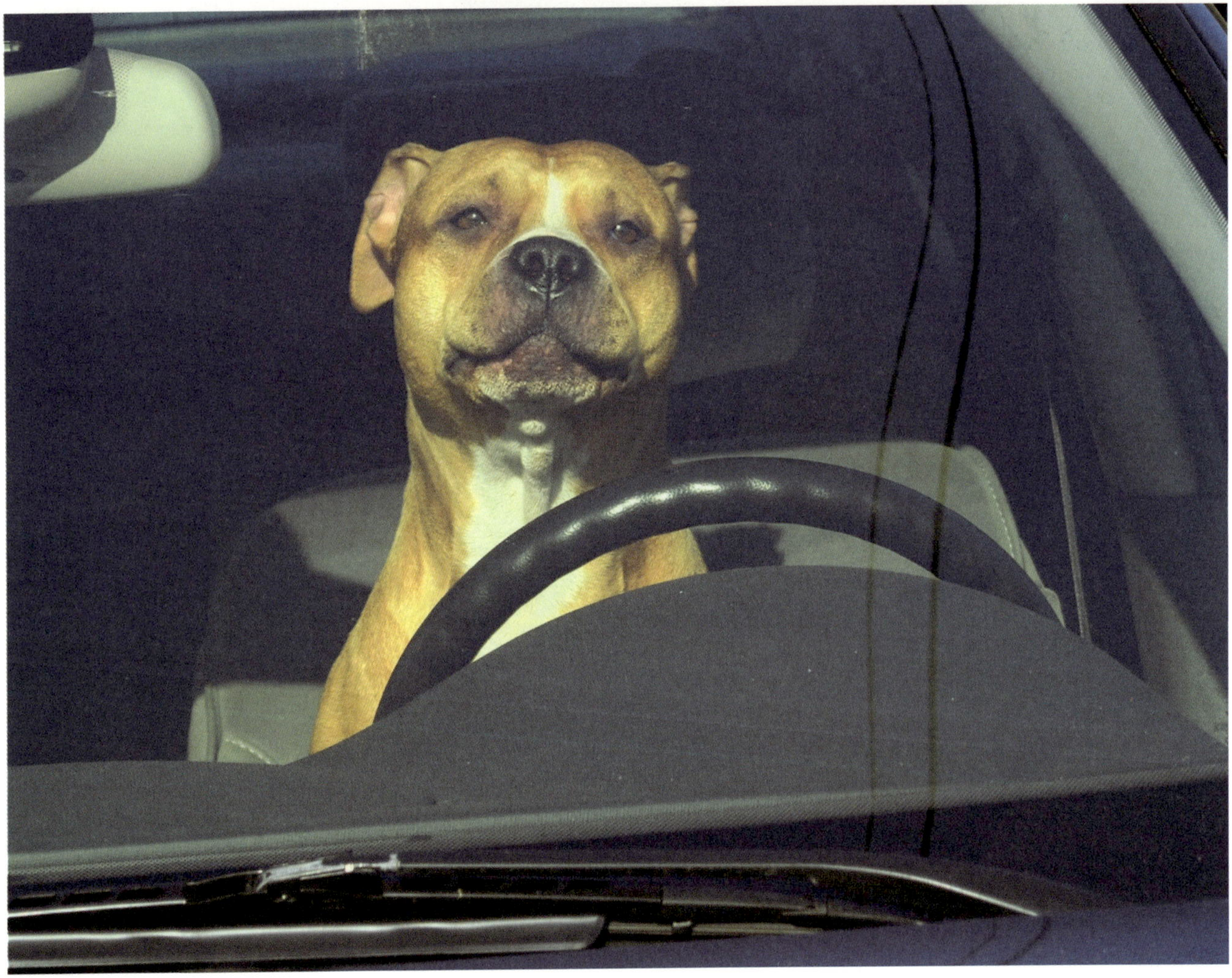

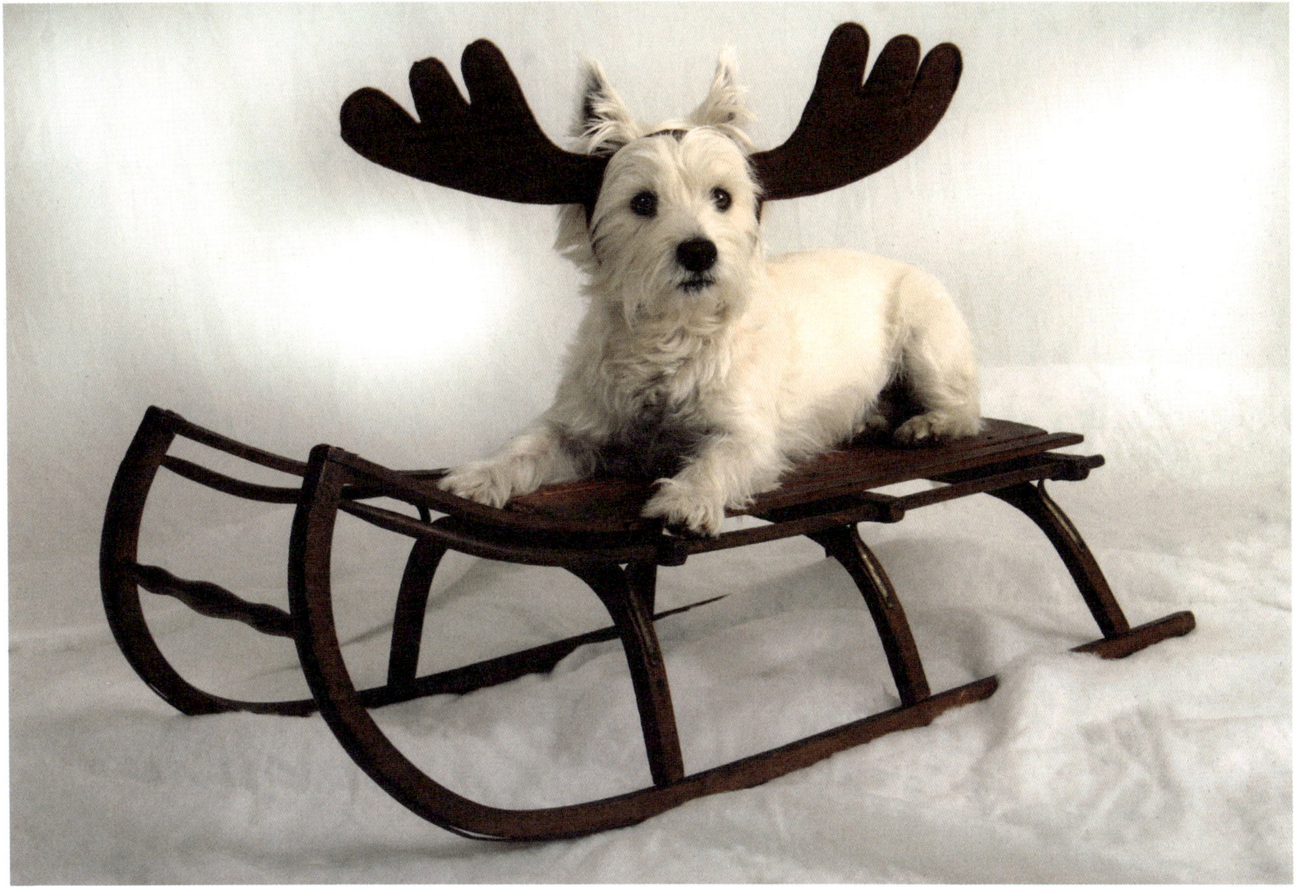

而且他通常很愿意尝试新事物。

如果生活日复一日，毫无新意，

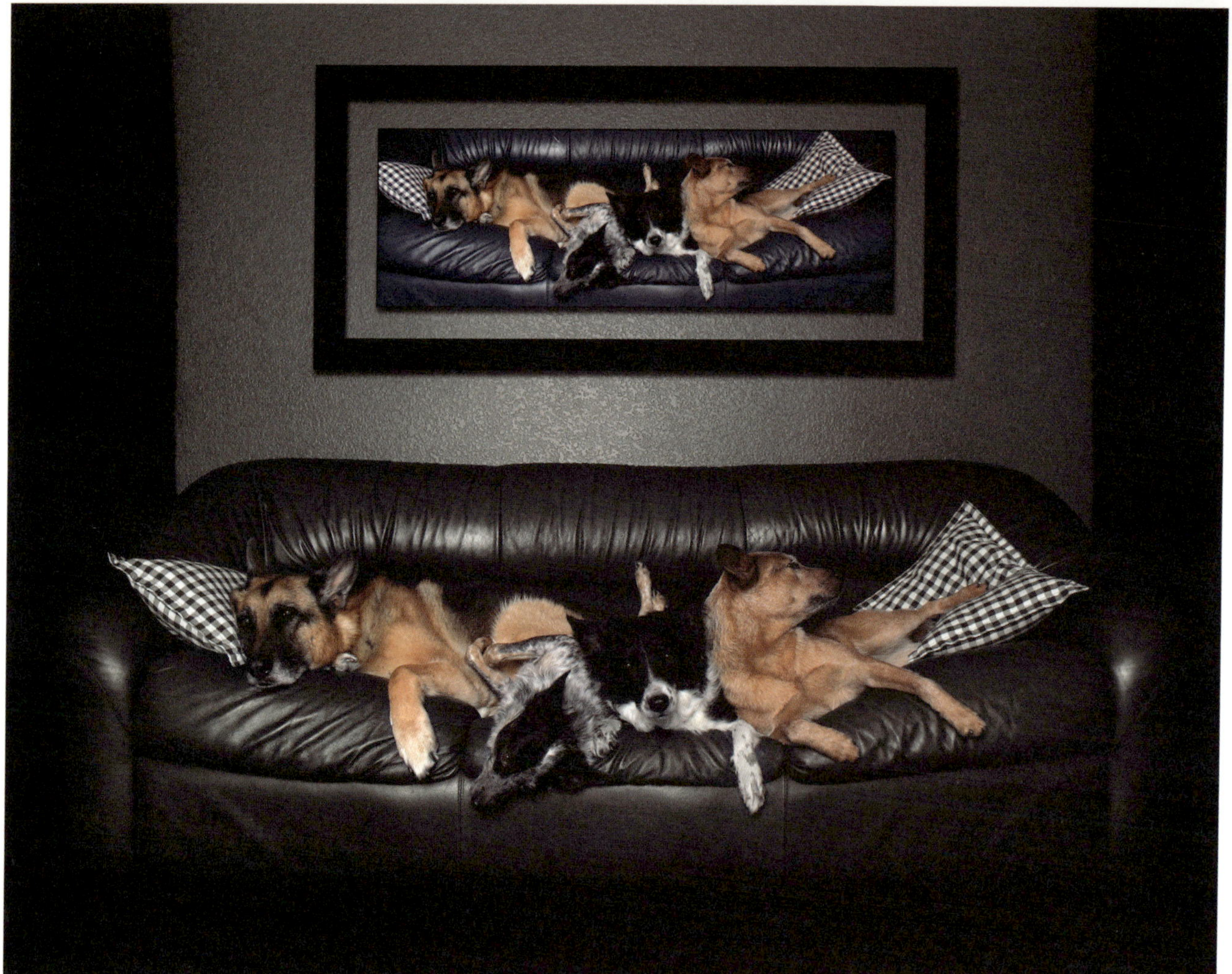

他就会做出改变。

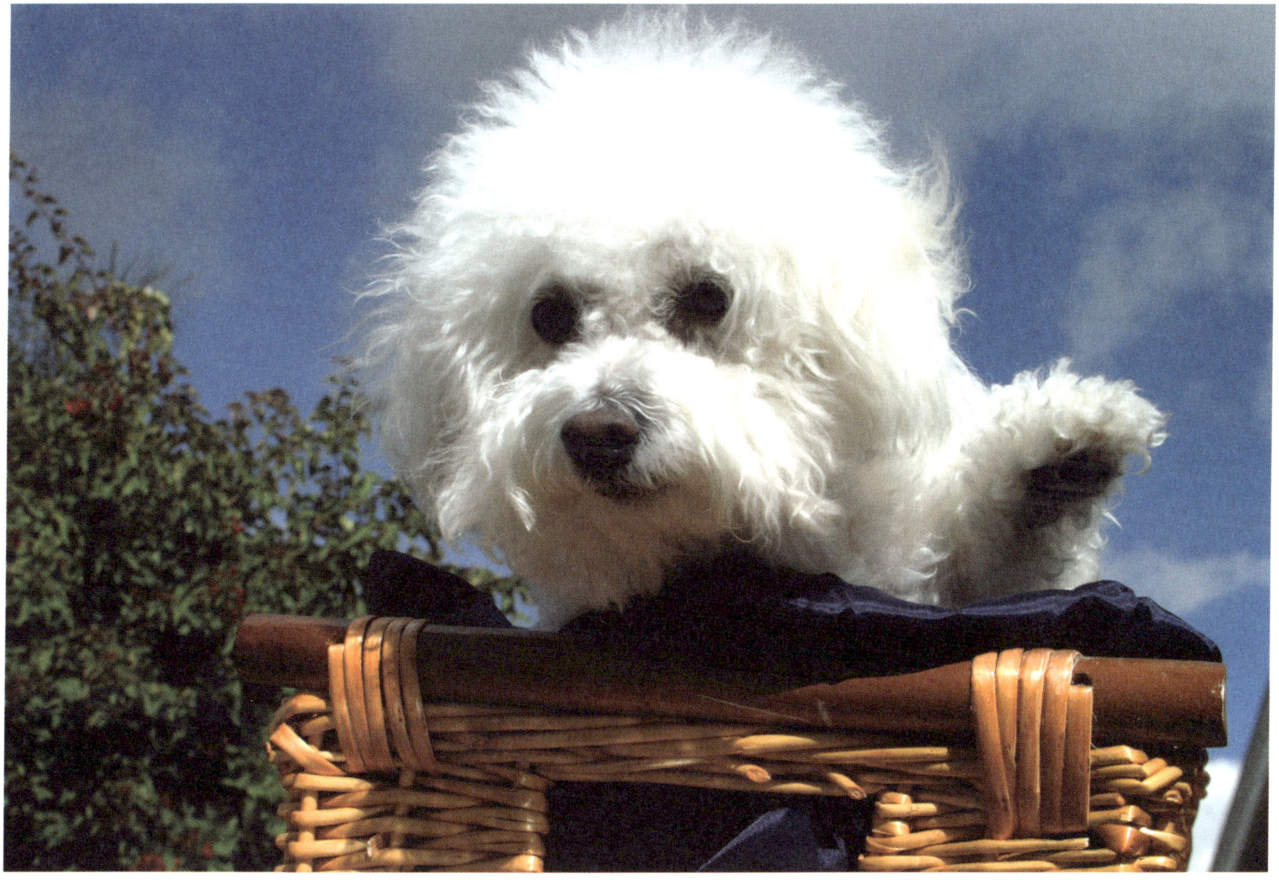

但当他找到一份热爱的工作时，他那了不起的直觉、

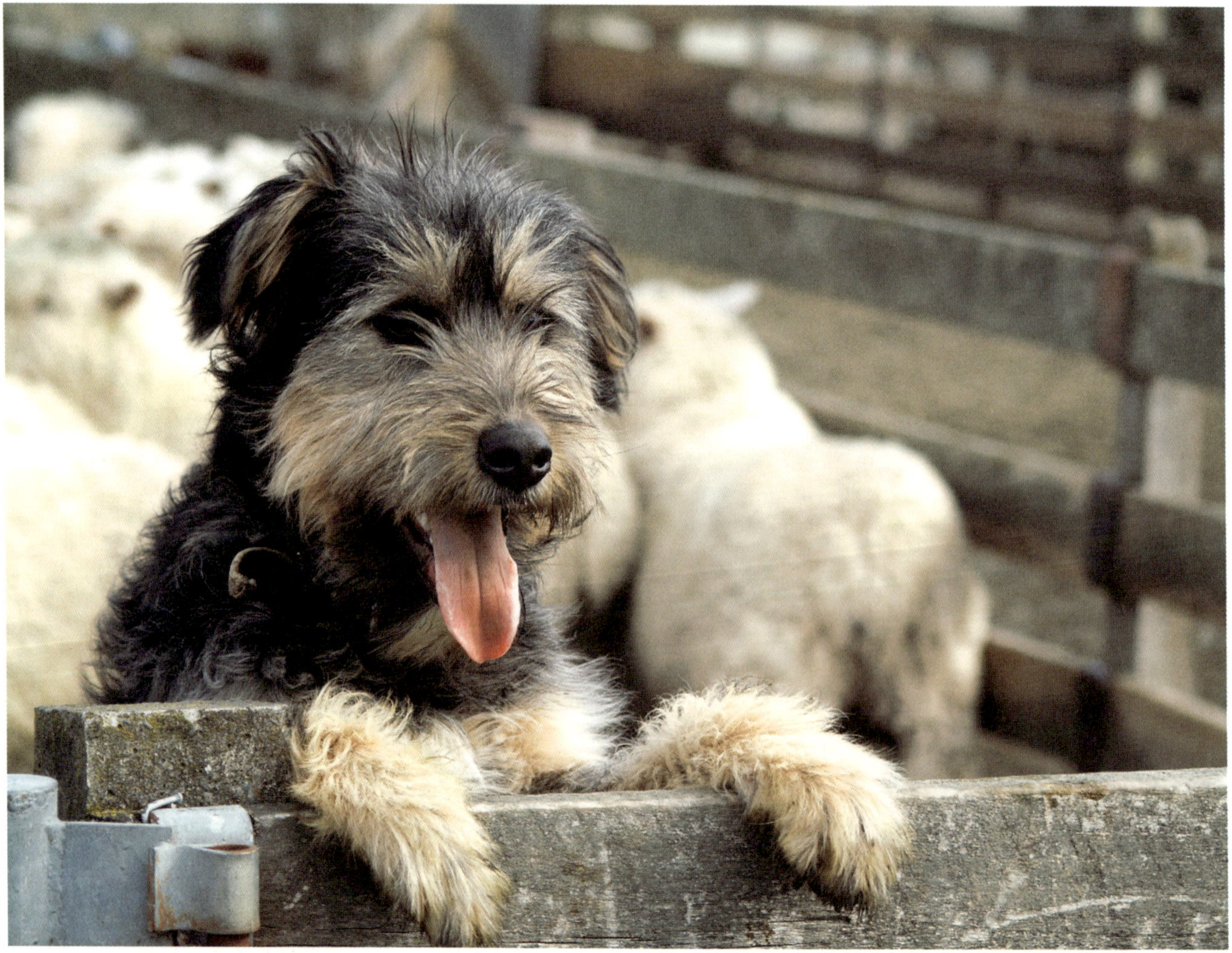

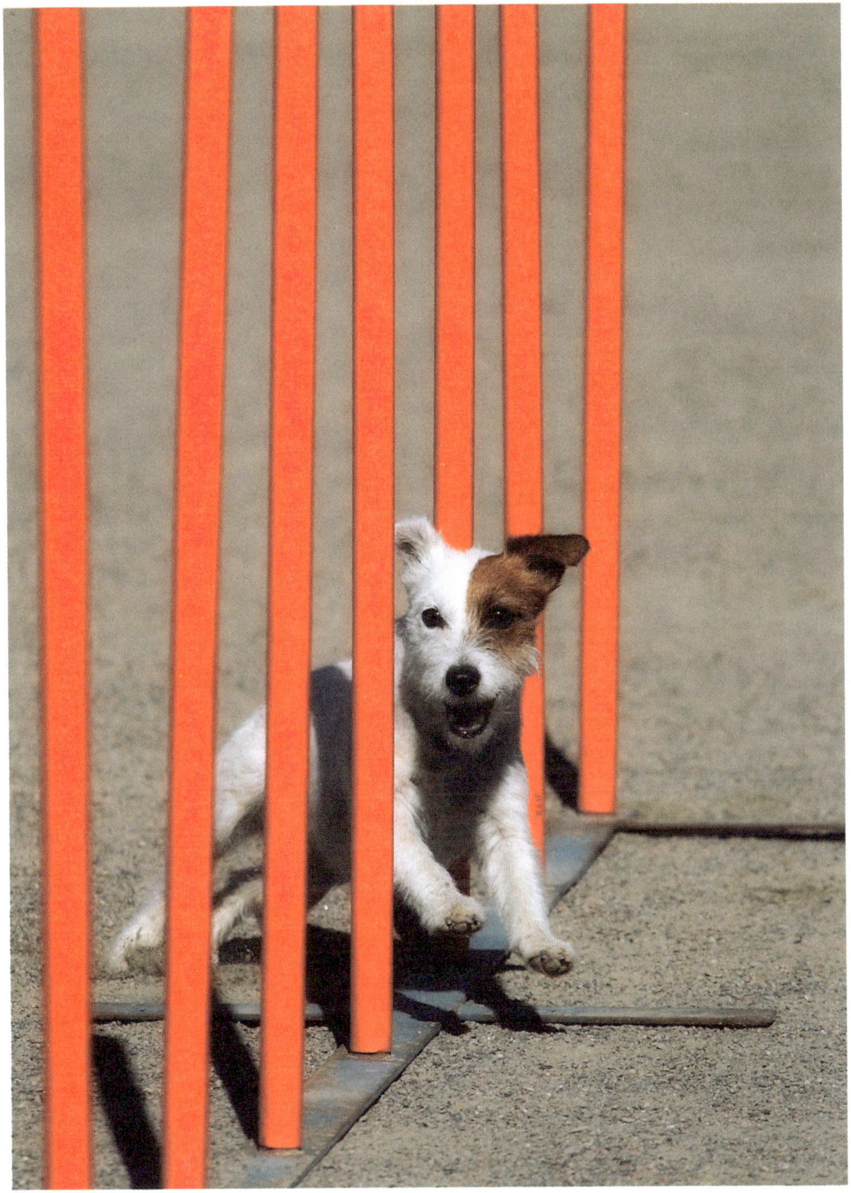

他那想在兴趣领域有所
成就的驱动力，

以及他那活泼的个性，

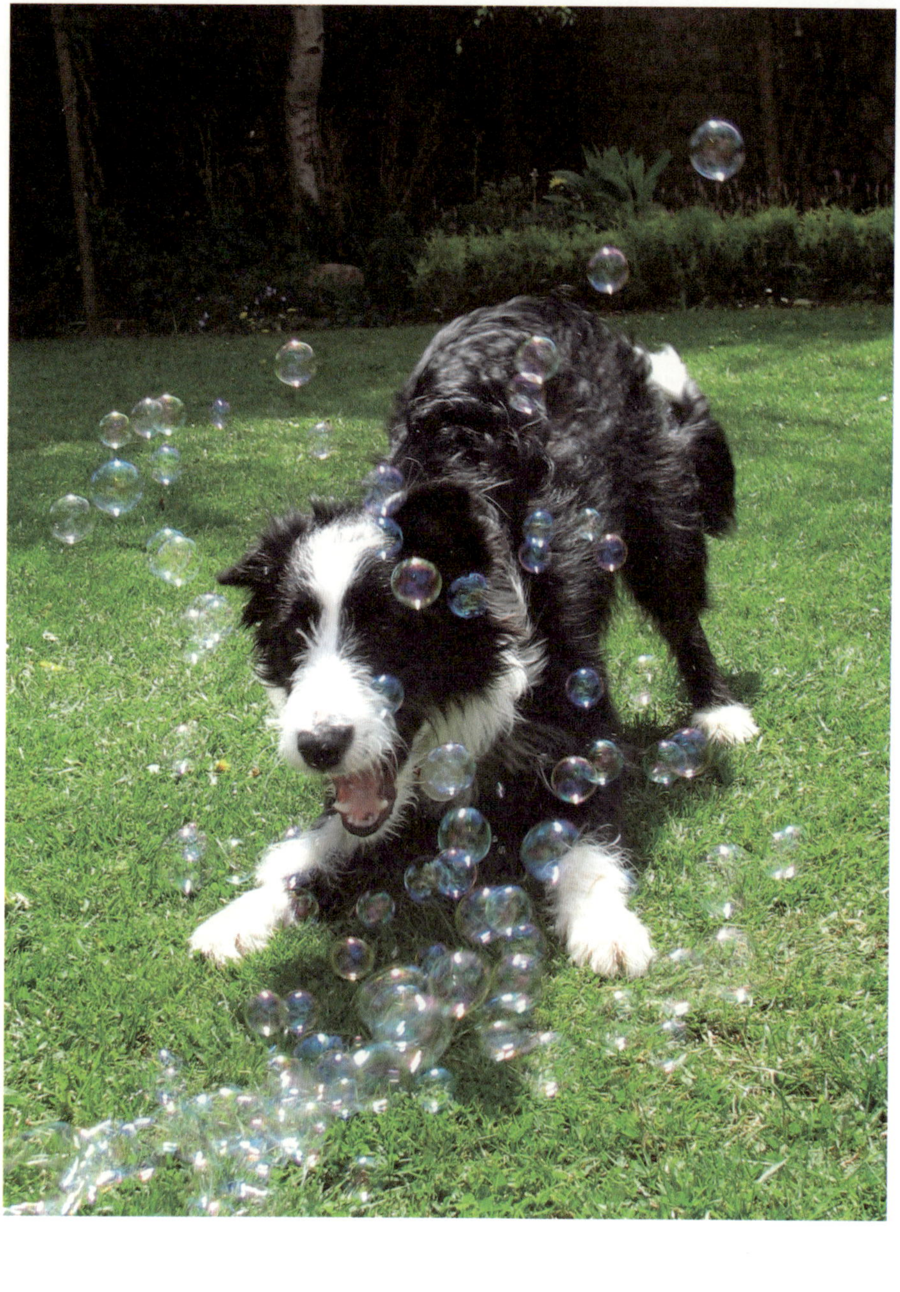

使他能够在他选
定的领域里出人
头地，

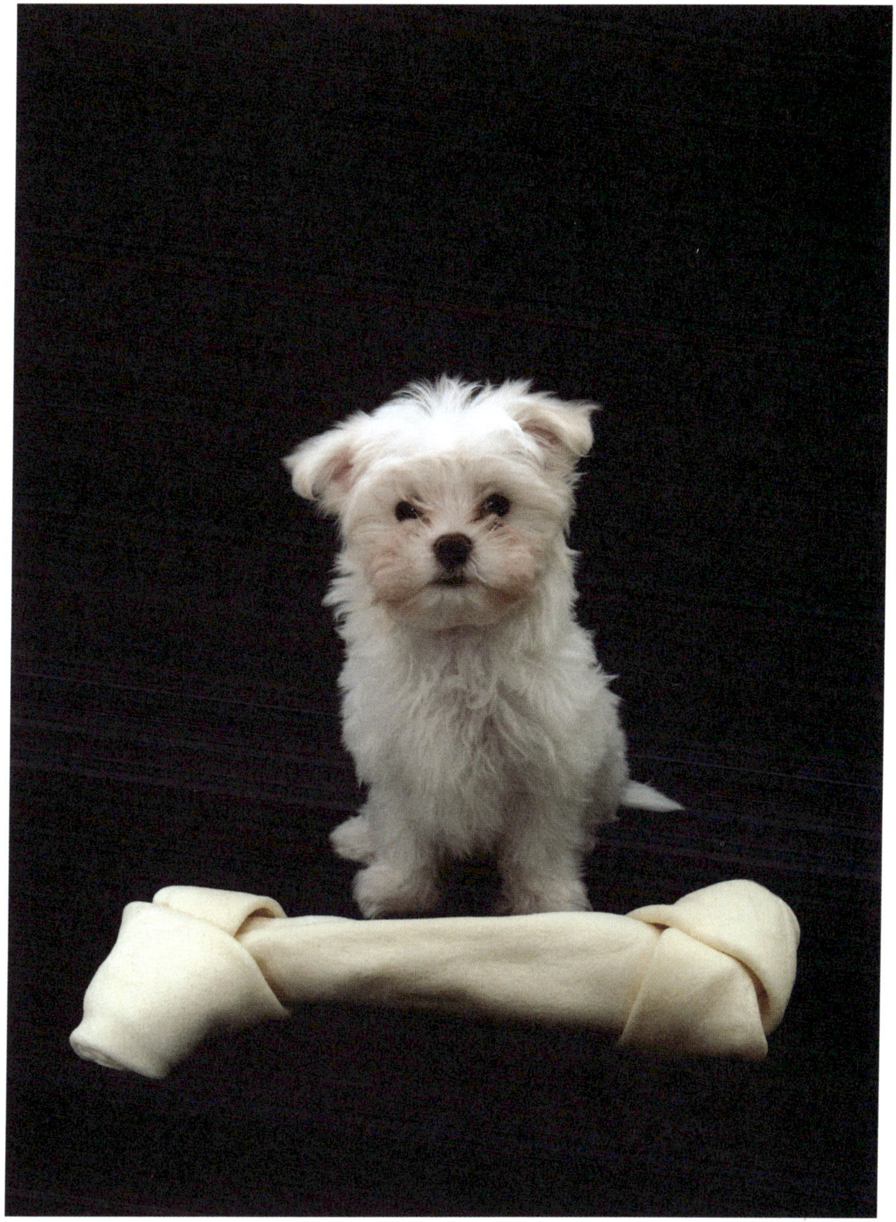

正如其他ADHD
前辈一样。

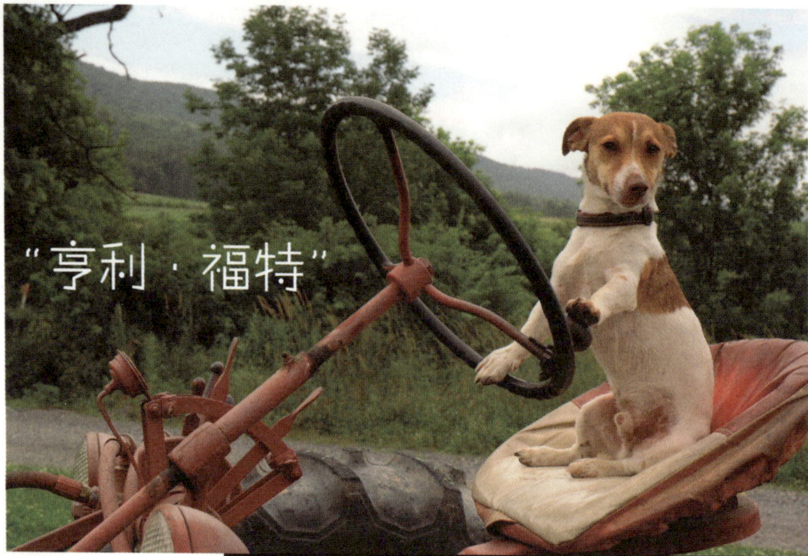

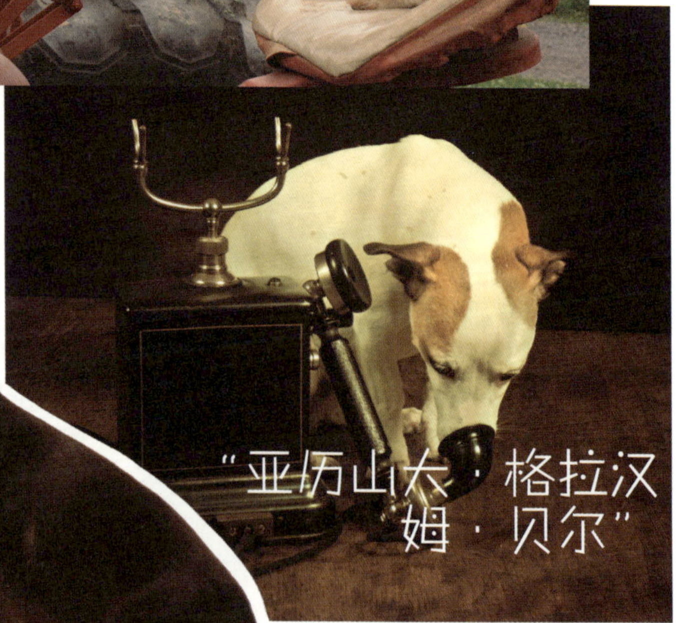

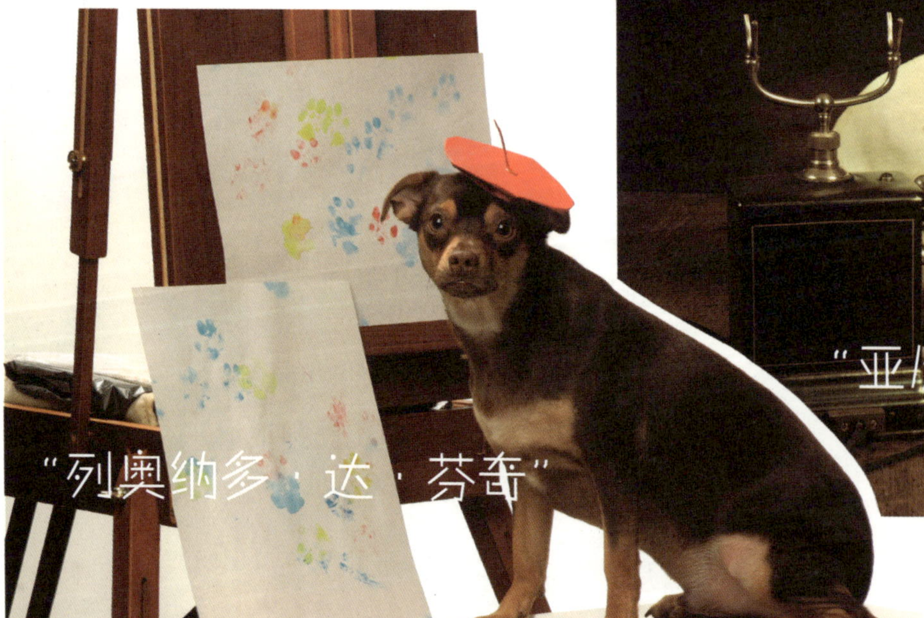

当然，他可能并不在意自己的相貌，
他有自己的处事方式。

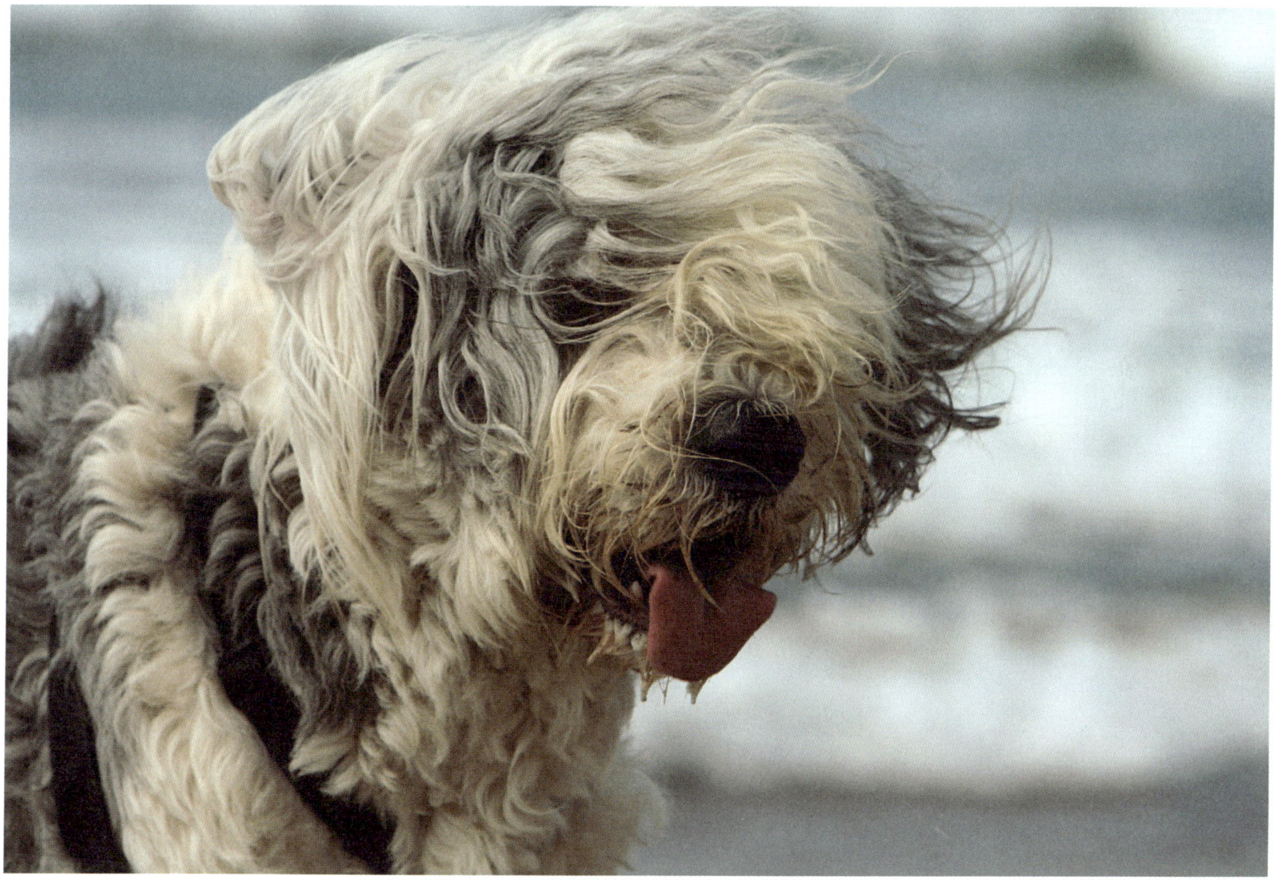

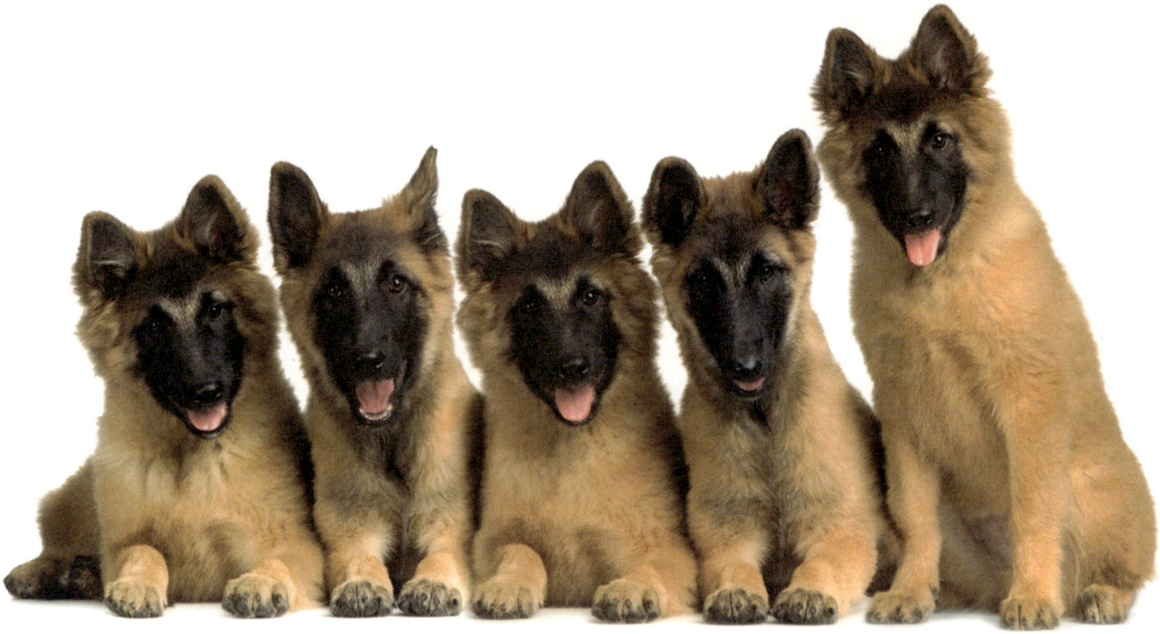

这很好！如果所有人都是一个样，人生岂不是很乏味。

当ADHD儿童得到
爱与支持时，

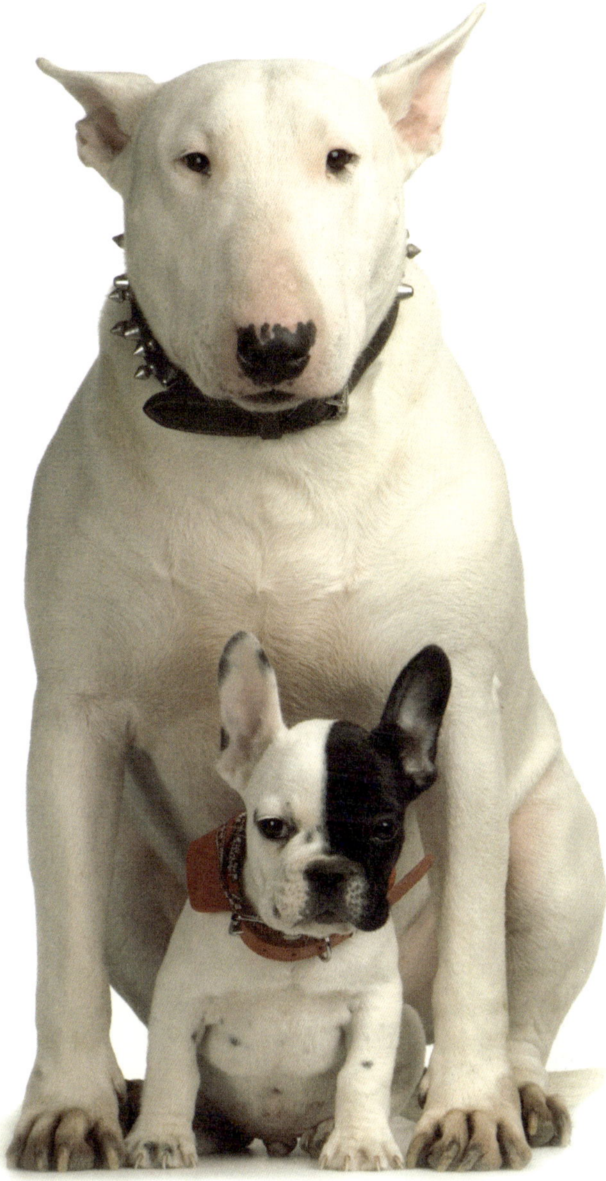

那些欣然接受他本色的好友们，

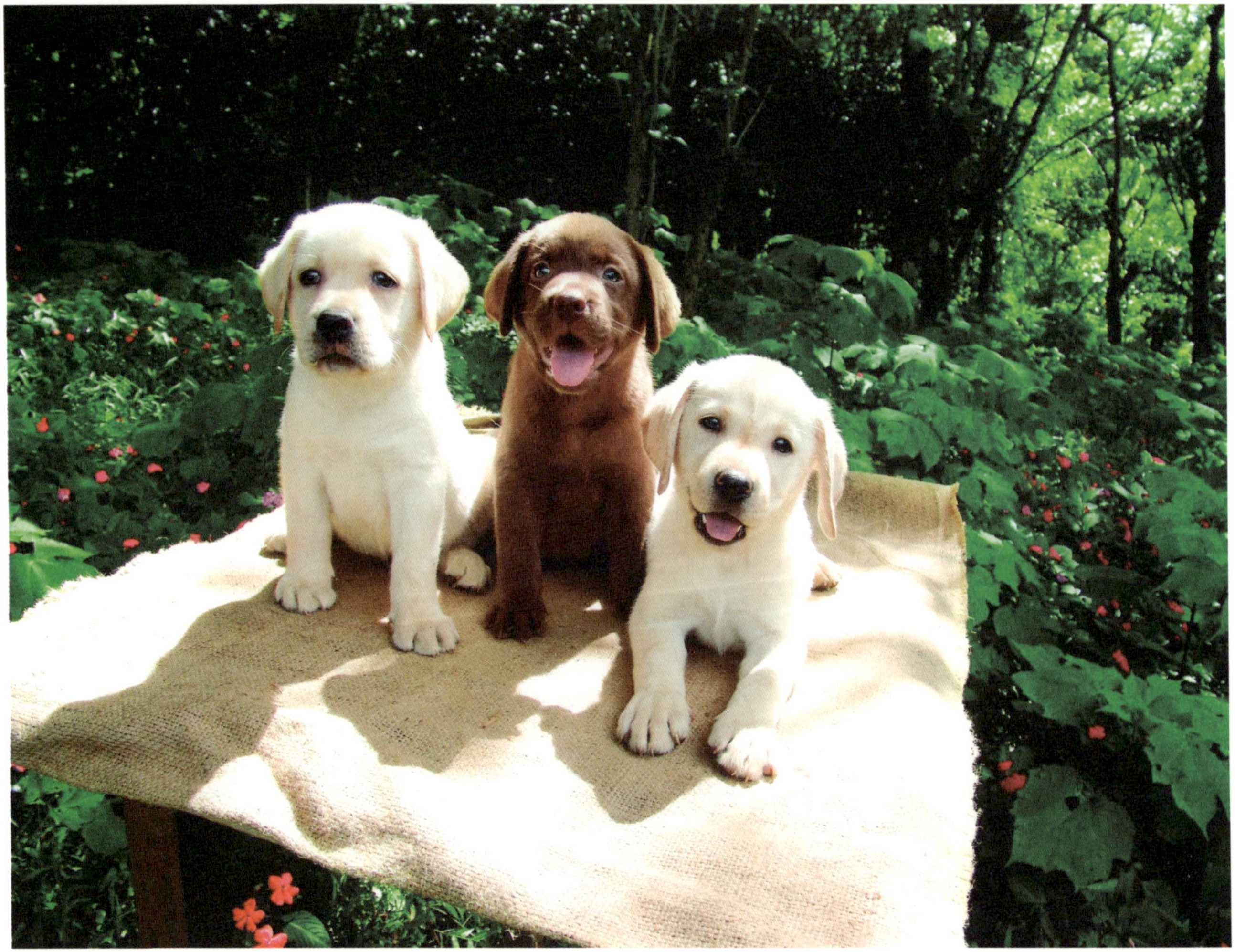

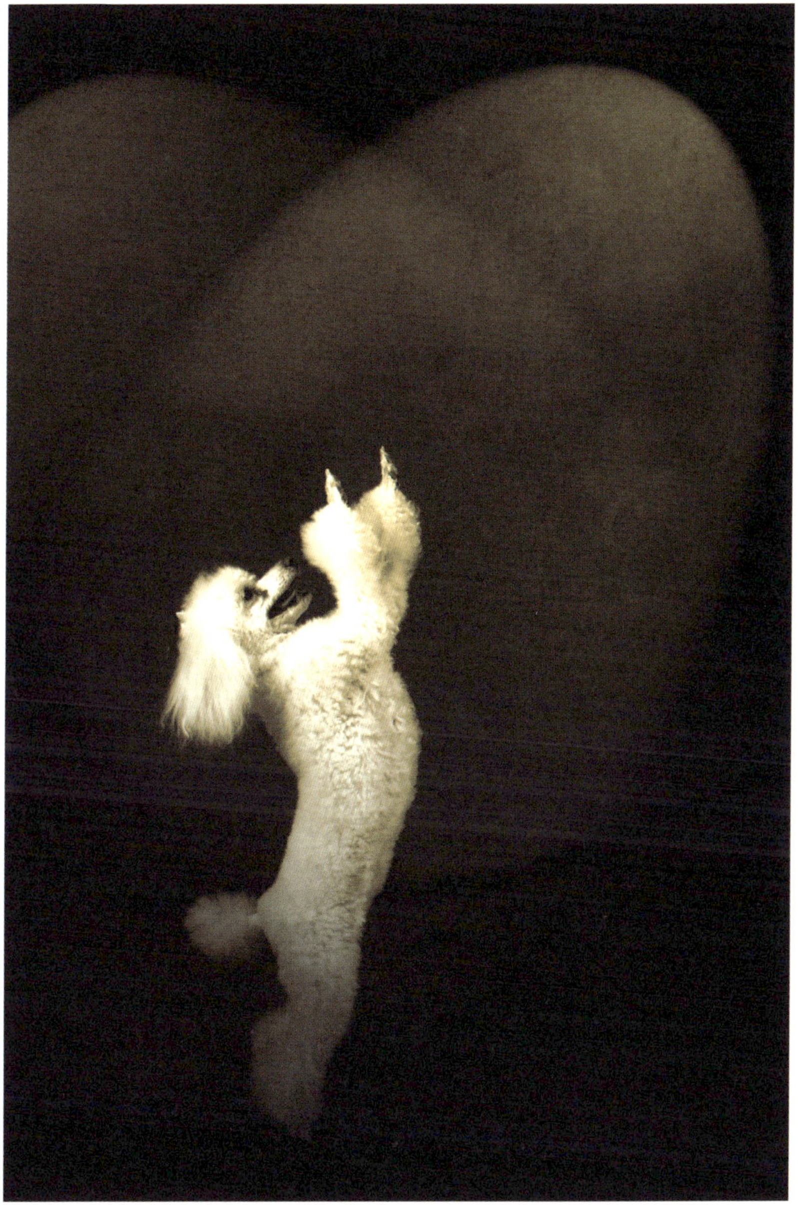

会鼓励他追逐梦想，

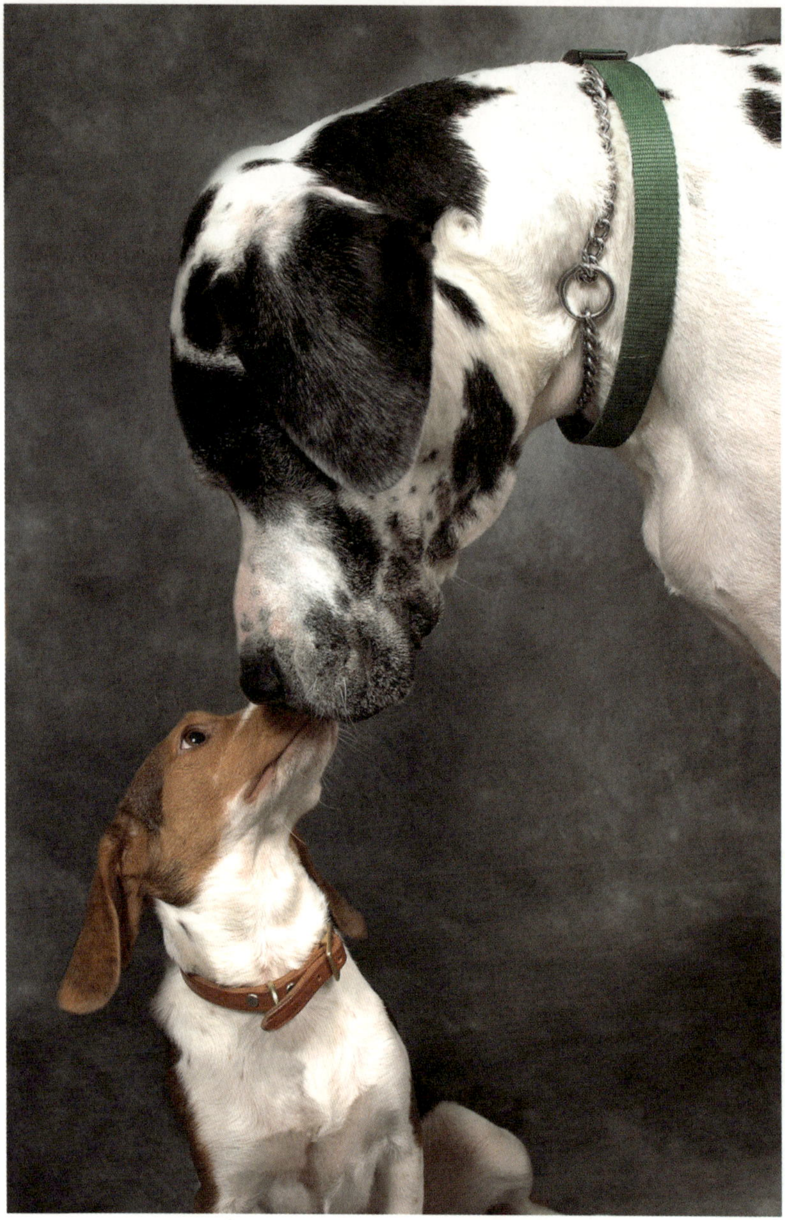

有些人对他充满信心，

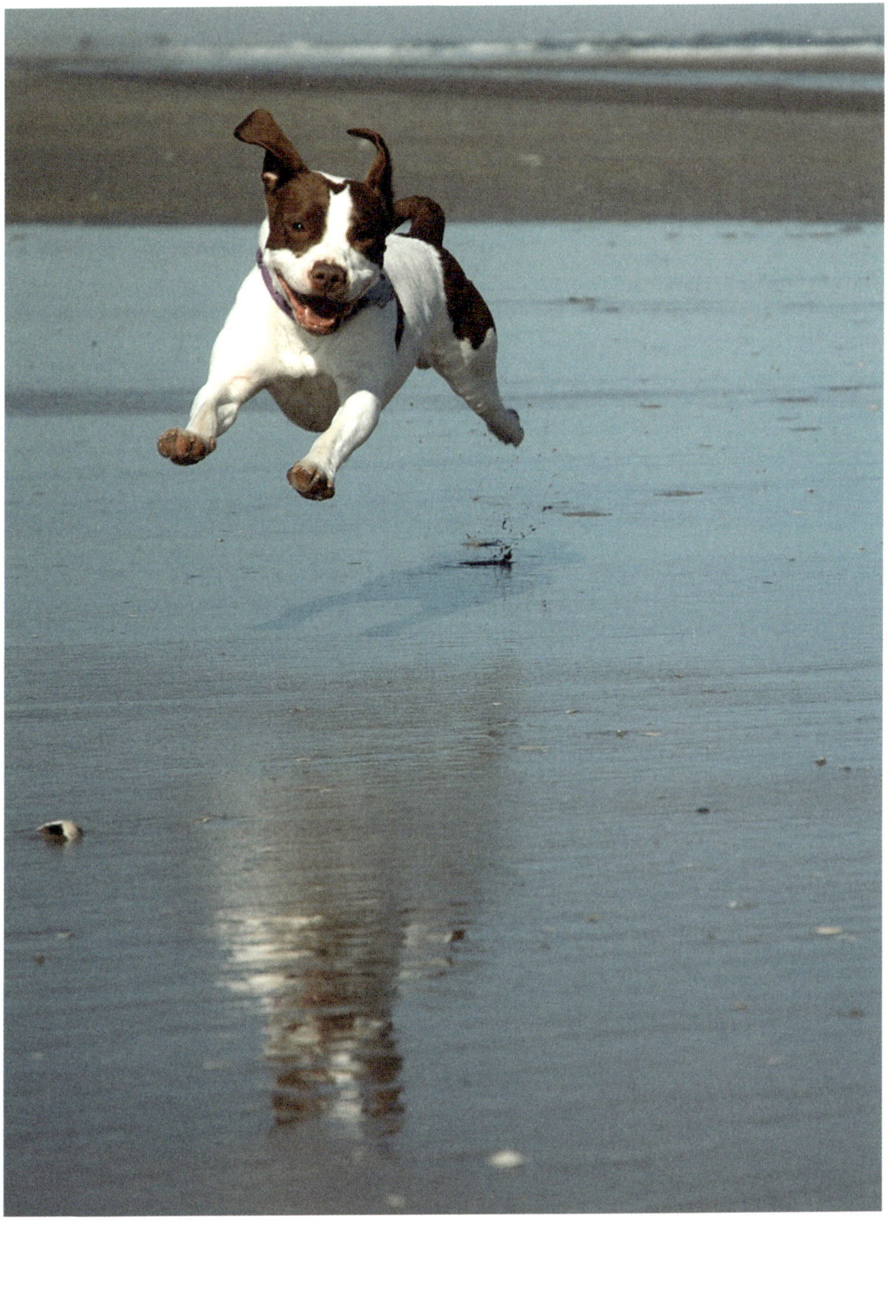

他的潜能无可限量！

All photographs courtesy of Shutterstock.co.uk

Cover image © Jennifer Sekerka
p.1 © Naomi Hasegawa
p.2 © Pixshots
p.3 © IKO
p.4 © Jan de Wild
p.4 © Plastique
p.5 © Laurent Renault
p.6 © Jonathon Smith
p.7 © Nikita Tiunov
p.8 © Emily Veinglory
p.9 © Electricsoda
p.10 © Justin Kinney
p.11 © Catherine Lall
p.12 © Verity Johnson
p.13 © Claudia Steininger
p.14 © Christopher Sista
p.15 © Petspicture
p.16 © iofoto
p.17 © Jacob
p.18 © Hanna Mariah
p.19 © Magdalena Szachowska
p.20 © ANP
p.21 © Robynrg
p.21 © Robynrg
p.21 © Robynrg
p.22 © Natalia Sinjushina & Evgeniy Meyke
p.23 © Hagit Berkovich
p.24 © Laila Kazakevica
p.25 © Jan de Wild
p.25 © Jan de Wild
p.26 © Ingret
p.27 © Chris Anderson
p.28 © Eric Isselée
p.29 © Hanna Mariah
p.30 © Annette
p.31 © Natalia Sinjushina & Evgeniy Meyke
p.32 © Joy Brown
p.33 © @erics
p.34 © Ingvald Kaldhussater
p.35 © Anita
p.36 © ANP
p.37 © 4780322454
p.38 © iofoto
p.39 © Alison Grippo
p.40 © Michelle Milano
p.41 © Mikael Damkier
p.42 © Steven Pepple
p.43 © Jeff Blanke
p.44 © Darlene Tompkins
p.45 © Jack Cronkhite
p.46 © Kimberly Gazda
p.47 © Jaimie Duplass
p.48 © Piotr Rydzkowski
p.49 © Steven Pepple
p.50 © Nicole Hrustyk
p.51 © Michael Ledray
p.52 © Margo Harrison
p.53 © Antti Karppinen
p.54 © Christopher P Bamber
p.55 © Stephen Coburn
p.56 © Shawn Hine
p.56 © Charles Shapiro
p.56 © Anyka
p.57 © Fernando Jose Vasconcelos Soares
p.58 © Eric Isselée
p.59 © Eric Isselée
p.60 © Pixshots
p.61 © Nicole Hrustyk
p.62 © Emily Sartoski
p.63 © Jennifer Sekerka
Back cover image © Fran & Danielle Kaufmann

图书在版编目（CIP）数据

汪星人都有多动症 / (澳) 凯茜 • 霍佩曼(Kathy Hoopmann) 著；王漪虹译. --北京：华夏出版社，2018.8
书名原文: All Dogs Have ADHD
ISBN 978-7-5080-9478-6

Ⅰ. ①汪… Ⅱ. ①凯… ②王… Ⅲ. ①多动症－通俗读物 Ⅳ. ①R741-49

中国版本图书馆 CIP 数据核字(2018)第 081259 号

汪星人都有多动症

作　　者　[澳] 凯茜·霍佩曼
译　　者　王漪虹
责任编辑　薛永洁

出版发行　华夏出版社
经　　销　新华书店
印　　装　三河市万龙印装有限公司
版　　次　2018 年 8 月北京第 1 版　　2018 年 8 月北京第 1 次印刷
开　　本　880×1230　1/24 开
印　　张　3
字　　数　10 千字
定　　价　38.00 元

华夏出版社　地址：北京市东直门外香河园北里 4 号　邮编：100028
网址：www.hxph.com.cn　电话：（010）64663331（转）
若发现本版图书有印装质量问题，请与我社营销中心联系调换。